Amel Ben Hamad
Chiraz Regaieg
Nihed Bouzidi

Infeção estreptocócica B materno-fetal

Amel Ben Hamad
Chiraz Regaieg
Nihed Bouzidi

Infeção estreptocócica B materno-fetal

Manifestações clínicas, tratamento e prevenção

ScienciaScripts

Imprint

Cover image: www.ingimage.com

This book is a translation from the original published under ISBN 978-620-6-72414-8.

Publisher:
Sciencia Scripts
is a trademark of
Dodo Books Indian Ocean Ltd. and OmniScriptum S.R.L publishing group

120 High Road, East Finchley, London, N2 9ED, United Kingdom
Str. Armeneasca 28/1, office 1, Chisinau MD-2012, Republic of Moldova, Europe
Printed at: see last page
ISBN: 978-620-8-16055-5

Índice

Introdução

As infecções materno-fetais (IFM) ou infecções bacterianas neonatais precoces (IBNP) são sempre uma preocupação para todos os profissionais devido à gravidade de certas formas clínicas, que podem pôr em risco a vida dos recém-nascidos, e às dificuldades de diagnóstico. Trata-se de uma patologia amplamente suspeitada mas muito raramente confirmada (1).

O Streptococcus do grupo B (GBS) ou *Streptococcus agalactiae* é uma bactéria comensal do trato gastrointestinal e da vagina nas mulheres. O transporte vaginal de GBS nas mulheres é geralmente assintomático (2). A infeção materna por GBS é excecional (3).

Nos recém-nascidos, o estreptococo do grupo B é o principal agente etiológico das infecções bacterianas neonatais precoces (4). A principal via de transmissão desta bactéria é vertical, através das secreções amnióticas e/ou vaginais contaminadas da mãe durante ou imediatamente antes do parto (5). Esta transmissão ocorre em 50 a 75% dos casos, e 1 a 2% dos recém-nascidos desenvolvem uma infeção neonatal (6).

Atualmente, a incidência mundial de IFM de GBS diminuiu gradualmente para 0,41 por 1000 nados-vivos, graças à utilização de medidas preventivas específicas baseadas no rastreio do transporte materno de GBS e na profilaxia antibiótica intraparto (PIP) para as mulheres colonizadas (7,8). No entanto, a sua incidência continua a ser elevada nos países em desenvolvimento (9).

Apesar dos avanços no tratamento e nas medidas preventivas, a GBS-MFI continua a ser uma doença grave responsável por 150.000 mortes neonatais e infantis por ano em todo o mundo, com a taxa de mortalidade mais elevada em África (27%) (7,10); para além do risco de sequelas neurosensoriais e cognitivas nos casos de meningite por GBS e mesmo nos casos de septicemia isolada (7 a 40%) (11,12).

Na Tunísia, o rastreio do EBG em mulheres grávidas ainda não é sistemático. Existem poucos dados nacionais disponíveis sobre as IFM de SGB na Tunísia (13,14).

Epidemiologia

1 Definições

As infecções bacterianas neonatais dividem-se em infecções bacterianas neonatais (IBN) ou infecções materno-fetais (IFM) ou "doenças de início precoce", e infecções neonatais tardias (ITIN) ou "doenças de início tardio".

O carácter **precoce** varia de acordo com os estudos. Ocorre entre os primeiros 3 e 7 dias de vida (16,20).

As infecções neonatais **tardias** ocorrem entre os 7 e os 90 dias de idade. São a consequência da contaminação pós-natal (21).

No nosso estudo, apenas as infecções neonatais de início precoce, ocorridas nos primeiros 3 dias de vida, foram consideradas como IFM. Limitámo-nos às primeiras 72 horas pelas seguintes razões:

-As infecções bacterianas durante este período são exclusivamente de origem materno-fetal, sendo os principais germes o SGB e as enterobactérias.

Os critérios para iniciar o tratamento com ATB baseiam-se em dados anamnésicos maternos e neonatais, bem como em dados clínicos e biológicos.

As infecções neonatais após 72 horas podem dever-se a contaminação pós-natal.

2 Epidemiologia

Nos países industrializados, os estreptococos do grupo B foram os principais germes responsáveis pela FMI nos bebés de termo (22,23).

Numa meta-análise publicada em 2017, a incidência global de GBS MFI foi de 0,41 por 1000 nados-vivos (NV): com a incidência mais elevada em África (entre 0,71 e 1,18 por 1000 NV) e a mais baixa na Ásia (0,32 por 1000

NV) (9).

De facto, esta incidência global variava consoante o país e o facto de serem ou não tidas em conta as infecções septicémicas definitivas. As infecções septicémicas definitivas confirmadas por amostragem bacteriológica central (sangue, LCR) são raras, com menos de 10% de infecções precoces suspeitas (9,24,25).

Nos países em desenvolvimento, a epidemiologia das IFM com SGB continua a ser pouco estudada. Em vários estudos, este facto foi explicado pela falta de diagnóstico das causas de morbilidade e mortalidade neonatal devido à falta de recursos (26). Em 2015, estimava-se que África representava 54% dos casos de IFM com SGB em todo o mundo e 65% dos casos de mortes fetais ou neonatais (4).
Os estudos de Scharg (27), Kuhn (28) e Madrid (9) registaram uma incidência de 0,22 a 0,75 por 1000 NV. Em África, a incidência de GBS MFI variou entre 1,5 e 2 casos por 1000 NV (29).
O estudo de Stoll et al (23) registou uma incidência de 0,4 por 1000 NV de casos de sepsis GBS MFI. No entanto, na África do Sul, a incidência de sepsis GBS MFI situa-se entre 1,5 e 2 casos por 1000 NV (29).
As diferenças na incidência de GBS-MFI entre países são ilustradas no quadro seguinte (Quadro I).

Quadro I: Incidência de IFM-GBS na literatura

	Autores	*Período de estudo*	*Incidência de MFI septicémica definitiva (‰ NV)*
Na América	*Verani JR (30)*	*2008*	*0.37*
	Nanduri (25)	*2015*	*0.23*
Na Europa	*Berardi (Itália) (31)*	*2007*	*0.5*
	Kuhn (França) (28)	*2010*	*0.75*
Na Ásia	*Madrid (9)*	*2000-2017*	*0.32 (0.22-0.41)*
	Tiskumara (Tailândia) (32)	*2009*	*0.14 (0.03-0.4*
Em África	*Gray et al (33)*	*2007* *2017*	*1.07-2* *0.7*
	Madrid et al (9)	*2000-2017*	*0.71 (0.24-1.18)*
	Sinha et al (34)	*1990-2014*	*1.3 (0.81-1.9)*

MFI: infeção materno-fetal, HC: hemocultura, NV: nados-vivos

Globalmente, a incidência de IFM de GBS diminuiu consideravelmente nas últimas duas semanas, graças ao rastreio generalizado da colonização genital por GBS no final da gravidez e à profilaxia antibiótica per-parto das mulheres colonizadas (30).

Nos Estados Unidos, a incidência de MFIs de SGB caiu de 1,7 por 1000 nascimentos em 1990 para menos de 0,35 por 1000 NV em 2008 (30,35). Foi observada uma tendência semelhante em França, onde a incidência anual entre 1997 e 2006 diminuiu de 0,69 para 0,23 por 1000 NV (36).

3-Proporção de IFM com SGB :

O GBS continua a ser o agente patogénico invasivo precoce mais comum na infeção neonatal precoce, seguido da *E. coli* (27).

De facto, um estudo prospetivo realizado entre 2006 e 2009 na América constatou que o SGB continua a ser o agente patogénico mais comum das IFM, com uma prevalência de 43% (23).

Do mesmo modo, estudos realizados nos Países Baixos (21) e em Itália (39) também continuam a mostrar que o GBS é mais comum *do que a E. coli* nos seus anos de notificação mais recentes (2011 e 2009-2012, respetivamente).

Patogénese

3 Patogénese da GBS-MFI

O Streptococcus do grupo B ou *Streptococcus agalactiae* é um cocos Gram-positivo classificado por Rebecca Lancefield no grupo B dos estreptococos β-hemolíticos. É uma bactéria comensal do trato gastrointestinal e da vagina das mulheres. Na década de 1970, descobriu-se que este germe era um importante agente patogénico que causava infecções bacterianas invasivas em recém-nascidos humanos durante a primeira semana de vida. Desde então, o GBS tem sido a principal causa infecciosa de morbilidade e mortalidade neonatal em todo o mundo. Os serotipos I, II e especialmente III são os mais comuns, enquanto o IV e o V são mais raros e alguns permanecem não agrupáveis (40).

A infeção neonatal precoce pelo *Streptococcus B* começa com a colonização assintomática do trato urogenital da mãe, seguida da transmissão da bactéria ao recém-nascido. Esta transmissão pode ocorrer por via hematogénica, mas mais frequentemente por via ascendente após a contaminação do líquido amniótico com membranas rompidas ou intactas. Também é possível a contaminação durante a passagem pelo trato vaginal através da inalação de secreções vaginais maternas contaminadas (21,41). Portanto, o transporte materno de GBS e a rutura prematura de membranas são factores determinantes na contaminação do recém-nascido.

A infeção deve-se, por um lado, à capacidade da bactéria de aderir, *colonizar* e depois *atravessar* de forma anormal as barreiras epiteliais e endoteliais do recém-nascido e, por outro lado, à imaturidade do sistema imunitário, sobretudo nos bebés prematuros (42).

A adesão do *Streptococcus agalactiae* a diferentes tipos de células é, por conseguinte, uma fase crítica na invasão dos tecidos necessária para desencadear o processo infecioso. As interações entre as bactérias e as células hospedeiras envolvem proteínas de superfície bacterianas. Algumas foram identificadas como ligandos para proteínas da matriz extracelular (fibrinogénio ou fibronectina) que actuam como uma ponte molecular entre as bactérias e as proteínas de superfície das células hospedeiras. Outras proteínas de superfície bacterianas, como as adesinas e os pili, promovem a adesão celular. As células epiteliais do colo do útero e do intestino podem ser atravessadas através de junções celulares. A ação citotóxica direta da hemolisina/pigmento do SGB e a reação inflamatória também promovem a passagem das barreiras celulares (22). O S. agalactiae exprime numerosos factores que lhe permitem contrariar as defesas imunitárias do hospedeiro, como a cápsula e a peptidase C5a, que interferem com a opsonização e modulam a resposta imunitária e inflamatória (figura 20).

Por último, a suscetibilidade dos recém-nascidos devido à imaturidade do seu sistema imunitário é observada, nomeadamente, nas funções fagocíticas e nas vias clássica e alternativa do complemento (22).

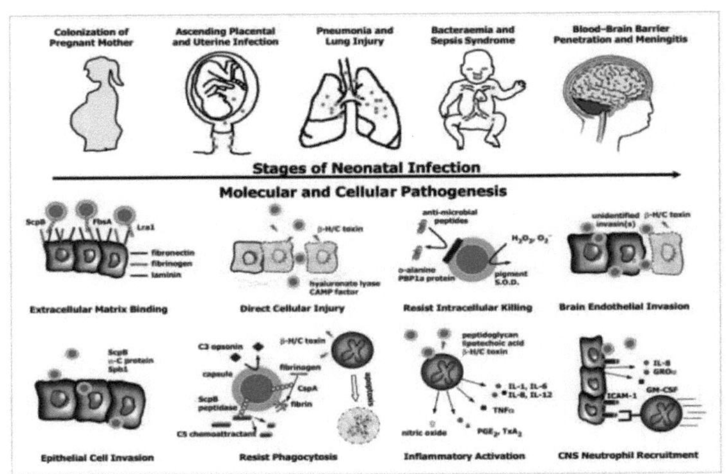

Figura 1: Fisiopatologia da infeção neonatal precoce por S. agalactiae de acordo com Doran (43)

Caraterísticas maternas e gravidez

4 Caraterísticas maternas

4.1 Idade materna

Na maioria dos estudos, foi registada uma predominância de idade materna jovem na IFM de SGB (44-47).

De facto, uma coorte retrospetiva nos Estados Unidos, incluindo bebés cujas mães testaram negativo para o SGB, mostrou que a idade materna < 18 anos estava significativamente associada ao risco de MFI de SGB ($p<0,001$) (45). Esta incidência elevada poderia ser explicada por níveis baixos de anticorpos protectores nos bebés de mães jovens, uma vez que estas podem estar menos expostas durante as suas vidas à formação de anticorpos específicos para os diferentes serótipos de SGB (45).

4.2 Paridade

De acordo com vários autores, a primiparidade constitui, por si só, um risco de IFM de SGB (48). Este fator pode estar ligado à idade jovem das mães e ao trabalho de parto frequentemente prolongado em mulheres primíparas.

4.3 História de infeção por SGB

A história de uma criança que tenha tido uma infeção neonatal por SGB foi considerada como um fator de alto risco para a infeção por SGB numa gravidez posterior. Foi este medo de perder esta infeção que levou as equipas a informar e a avisar o pediatra e o ginecologista em caso de antecedentes de transporte de SGB durante uma gravidez anterior ou de antecedentes de infeção neonatal por SGB numa criança (49) .

4.4 Acompanhamento da gravidez

A monitorização irregular da gravidez, com menos de 4 consultas perinatais, foi associada a um risco elevado de sépsis neonatal (47). Além disso, a realização de múltiplos exames vaginais foi associada a um risco elevado de sépsis neonatal precoce por GBS (50).

4.5 Factores de risco anamnésicos

Os principais factores de risco anamnésicos (FRA) para a IFM de GBS encontrados na literatura foram a colonização materna conhecida com GBS (história de infeção neonatal por GBS em gravidezes anteriores, transporte vaginal ou bacteriúria por GBS na mãe durante a gravidez), rutura prematura de membranas (RPM $\geq$ 12h), parto pré-termo, febre materna periparto ($\geq$38°C ; frequentemente interpretada como um sinal de corioamniotite) (51-54). Estas DRFs estiveram presentes em 50-75% das MFIs de SGB, mas a sua frequência variou entre séries (Tabela II) (41,55). A história infecciosa no nosso estudo foi positiva, com um ou mais destes elementos presentes em 73% dos casos.

Estes factores de risco eram aditivos. A presença de mais de um fator aumenta a probabilidade de infeção neonatal (52). De facto, Puopolo et al (56) criaram uma pontuação que tinha em conta o transporte materno de GBS, a profilaxia antibiótica intraparto, a temperatura materna, a idade gestacional e a duração da rutura das membranas para avaliar a probabilidade de IFM de GBS em recém-nascidos assintomáticos.

Tabela II: Factores de risco anamnésicos para a febre aftosa do SGB na literatura

Autor	*Cho (57)*	*Baeringsdottir (41)*	*Santhanam (50)*	*Puopolo (56)*	*Ben Mlik (37)*
Ano de estudos	*2011 2016*	*1975-2019*	*2004-2015*	*1993 2007*	*2002 2004*
RPM	*29%*	*52%*	*5.6%*	*46.4%*	*59,6%*
Transporte materno de GBS	*48.4%*	*7%*	-	*35%*	-
LA meconial ou tingido	*9.7%*	-	*23.8%*	-	*38,5%*
Corioamniotite	-	*9 %*	*2 %*	-	*25%*
Febre materna	-	*18%*	*14%*	*14%*	*50%*
Prematuridade	-	*25%*	*14.3%*	*14%*	*17,3%*

RPM: rotura prematura das membranas, AFS: sofrimento fetal agudo, LA: líquido amniótico, SGB: Streptococcus B

4.5.1 Colonização materna por Streptococcus do grupo B

Tendo em conta a patogénese da infeção neonatal por SGB, a colonização vaginal com SGB representa um fator de risco importante para a doença neonatal por SGB de início precoce. Por este motivo, as diretrizes do Centro de Controlo e Prevenção de Doenças (CDC) recomendaram o rastreio universal do EBG em mulheres grávidas às 35 semanas de gestação, com profilaxia antibiótica intraparto para as portadoras (35,58).

O transporte vaginal de GBS nas mulheres é geralmente assintomático. De acordo com a literatura, a taxa de transporte varia entre 11 e 35% consoante o país, com uma média mundial de 18% (2,4). A infeção materna pelo SGB tem sido excecional, com uma incidência muito baixa de cerca de 0,38 por 1000 gravidezes (3). A transmissão de mãe para filho foi registada em 40 a 70% dos casos (46,59). Na ausência de qualquer intervenção, 1 a 2% dos bebés nascidos de mães colonizadas desenvolveram IFM de GBS. Esta taxa variou entre 1 e 8% em alguns estudos mais antigos (46,59).

Na Tunísia, o rastreio do transporte de GBS em mulheres grávidas ainda não é sistemático. Os dados sobre o transporte de GBS são escassos. Um estudo recente realizado em Túnis entre 2014 e 2018 mostrou uma prevalência de transporte vaginal de GBS de 12,7% (60). Outro estudo transversal realizado entre março e junho de 2021 na maternidade do CHU Hédi-Chaker e em consultórios privados em Sfax encontrou uma taxa de transporte vaginal de GBS de 27% (54 PV positivos /200 PV realizados) (61).

No entanto, a colonização vaginal é frequentemente transitória ou intermitente (51), o que pode levar a uma deteção imprecisa do EBG em mulheres grávidas (45), e a doença neonatal por EBG continua a ser uma possibilidade. Este facto foi referido em vários estudos (23,62,63). De facto, a sensibilidade, a especificidade, o valor preditivo positivo e o valor preditivo negativo diminuíram com o aumento do atraso entre a data da PV e a data do parto (64).

No entanto, um estudo prospetivo recente realizado entre 2019 e 2020 mostrou que o risco de GBS MFI em bebés nascidos de mães portadoras de GBS era estatisticamente significativo em comparação com os bebés nascidos de mulheres negativas para GBS (65).

^{5}**A bacteriúria materna por GBS** ($\geq$ 10 germes/mL) em qualquer altura da gravidez foi um fator de risco importante para a IFM por GBS (66). A sua prevalência variou de acordo com as séries de 2 a 7% (30), *o que foi próximo da nossa série (2,2%).* O risco de desenvolver sépsis em bebés nascidos de mães com história de infeção do trato urinário durante a gravidez foi multiplicado por três (47).

4.5.2 Rutura prematura das membranas

A rotura prematura das membranas (RPM) é definida como uma rotura espontânea da bolsa de água antes do início do trabalho de parto, que pode ocorrer antes do termo ou no termo (59). Ocorre após as 37 semanas de gestação em 60 a 80% dos casos (67). A abertura prolongada da bolsa de água ocorre quando a água dura ≥ 18 horas antes do nascimento. No entanto, esse limiar varia de acordo com os autores (de 24 a 72 horas) (44,59).

Foi bem demonstrado em vários estudos que a RPM ≥12 horas estava associada a um risco elevado de IFM por SGB (50,66,68-70). De acordo com Chan (59), as mulheres grávidas com RPM ou rotura prolongada de membranas tinham uma elevada prevalência de infeção neonatal por SGB. Puopulo (56) demonstrou que o risco de infeção por SGB aumenta progressivamente com a duração da rutura das membranas. Aumenta por um fator de 2 se a rutura durar 12 horas e por um fator de 4 se durar 18 horas.

4.5.3 Febre materna e corioamniotite

A febre materna é definida como hipertermia >38°C. Existem várias definições clínicas, bacteriológicas e histológicas para a **corioamniotite**. Avila demonstrou a inutilidade destas diferentes definições na previsão da MFI, uma vez que a febre, por si só, deveria despoletar a terapêutica antibiótica em muitas situações clínicas (71).

Puopolo demonstrou que o risco de doença neonatal precoce por SGB aumenta com o aumento da febre materna. Este risco foi multiplicado por 6,5 no caso de uma temperatura materna intraparto > 38°C e por 20 se excedesse 38,5°C (56,58).

A corioamniotite complicou 1 a 3,8% das gravidezes e conduziu a um aumento da morbilidade perinatal (72,73). É um fator de risco importante para a doença neonatal precoce por EBG e uma causa de falha da profilaxia antibiótica. A sua frequência variou (2 a 60%) consoante a série e a definição utilizada (50,57).

Vários factores parecem favorecer a ocorrência de corioamniotite: RPM > 24 horas, um elevado número de toques vaginais, trabalho de parto prolongado de mais de 6 horas, colonização materna por GBS e primiparidade (41) .

4.5.4 Prematuridade

A prematuridade é definida como uma idade gestacional < 37 dias de gestação (74). A MFI está significativamente associada à prematuridade e, inversamente, a prematuridade está associada ao risco de MFI (75,76). A imaturidade do sistema imunitário e os defeitos na fagocitose e na atividade do complemento explicam a maior suscetibilidade dos bebés prematuros aos agentes patogénicos. Além disso, a transmissão placentária de imunoglobulinas antes das 34 semanas de gestação ainda não é óptima, o que significa que a proteção potencial conferida pelos anticorpos maternos contra o SGB é baixa (77). Puopolo (56) observou que um risco aumentado de MFI de GBS estava associado tanto ao parto pré-termo quanto ao pós-termo.
A prematuridade na série Hoover foi de 28% (78) e na série Ben Mlik de 23,1% (37), mas na série Bahloul foi de 37,3% (15).

4.5.5 Gémeo suspeito

Sabe-se que as gravidezes gemelares são um fator de predisposição para a doença invasiva por EBG (79). Calcula-se que o risco relativo de infeção no gémeo de um bebé afetado seja até 25 vezes maior. Os gémeos prematuros são ainda mais susceptíveis a infecções concomitantes do que os gémeos de termo. A maior suscetibilidade dos gémeos à infeção por SGB é provavelmente multifatorial. Na doença de início precoce, a invasão da placenta pelo EBG pode produzir exposições perinatais simultâneas (80).
Aspeto do líquido amniótico
O líquido amniótico meconial é um fator de risco historicamente descrito. Foi associado à IFM em alguns estudos (81). No entanto, o líquido meconial já não está incluído nos critérios de história infecciosa nos estudos mais recentes.

4.6 Modo de entrega

Alguns autores referiram que o parto por cesariana está significativamente associado à IFM de SGB devido à maior taxa de cesariana nestes casos. Numa meta-análise publicada em 2017 que investigou o risco de doença neonatal precoce nos recém-nascidos de mulheres grávidas colonizadas com GBS, a cesariana programada antes de qualquer rutura de membranas foi um fator de proteção contra a transmissão vertical de GBS (82). Um estudo de coorte retrospetivo que incluiu bebés cujas mães tinham um PV negativo mostrou que o parto vaginal era um fator de risco para a MFI de GBS em comparação com o parto por cesariana, e a relação era estatisticamente significativa (45). De facto, o parto natural pode favorecer o desenvolvimento do EBG durante a passagem pelo trato genital materno. No entanto, a cesariana não impede a transmissão materno-fetal do SGB, uma vez que esta pode ocorrer através de membranas amnióticas intactas (46). Boyer et al (70) mostraram que não havia diferença significativa entre partos vaginais e cesarianas, embora houvesse uma taxa mais elevada de FMI por GBS nos partos por cesariana. Isto pode ser explicado pelo facto de as cesarianas serem indicadas para complicações do trabalho de parto mais frequentemente associadas a uma causa infecciosa.

Caraterísticas neonatais

5 Caraterísticas dos recém-nascidos à nascença

5.1 Prazo

Os recém-nascidos prematuros são mais susceptíveis a infecções bacterianas devido à imaturidade do sistema imunitário (83). De facto, a prematuridade foi considerada não só um fator de risco para a febre aftosa, mas também um sinal de infeção fetal, uma vez que a infeção fetal é uma causa de prematuridade, particularmente para os termos com menos de 34 dias de gestação (84). No entanto, a infeção do bebé prematuro não difere fundamentalmente da do bebé de termo, mas sim em frequência e gravidade. A infeção de bebés prematuros foi encontrada em várias séries com taxas elevadas. Fluegge et al (85) relataram que a prematuridade estava presente em 22,4% dos casos de GBS MFI, o que foi próximo dos nossos resultados (22,6% dos casos).

Em 2011, Weston (84) observou que a prematuridade tinha mais probabilidades de estar associada a IFM de Escherichia coli (39%) e que o GBS representava apenas 26,4% dos germes, em comparação com 45,4% nos bebés de termo.

O GBS continua a ser o germe predominante de IFM em recém-nascidos de termo (27).

5.2 Género

Foi relatada uma clara predominância do sexo masculino em várias séries na literatura (68,87,88), que relataram uma frequência masculina entre 66,6% e 55,9%.

5.3 Peso à nascença

O baixo peso à nascença é um fator clássico na MFI de GBS (23,44,55). Numa revisão sistémica publicada em 2014, os autores mostraram que os bebés com muito baixo peso à nascença tinham um risco mais elevado de GBS MFI (até 3%) e uma mortalidade de até 30%, mesmo com antibioterapia imediata (89).

Na série tunisina, esta população representou entre 21 e 33% dos bebés com SGB (37,86). Noutras séries, a taxa de bebés com baixo peso à nascença foi muito mais elevada, variando entre 40 e 68% (23,47,75,90). Isto pode ser explicado pela elevada percentagem de bebés prematuros.

5.4 Pontuação de Apgar

Jackson (91) considerou que a má adaptação à vida fora do útero, com recurso a reanimação intensa na sala de partos por razões não obstétricas, deve ser considerada como um sinal de infeção neonatal precoce. Outros estudos observaram que um índice de Apgar baixo está associado a um risco mais elevado de sépsis neonatal (92).

Quadro clínico

6 Estudo clínico

6.1 Idade de início dos sinais clínicos

Os sinais clínicos da GBS-MFI começam frequentemente nas primeiras 24 horas de vida (9,44,55,58,70,93). Zaleznik DF (94) mostrou que a GBS-MFI se apresentou em 60 a 70% dos casos antes de 24 horas de vida, 32% entre 24 e 48 horas de vida e 8% dos casos após 48 horas de vida.

Bromberger acrescentou que a profilaxia antibiótica intraparto não atrasou o aparecimento de sinais clínicos (95). De facto, todos os bebés de termo expostos à PIA desenvolveram sintomas em 95% dos casos antes das 24 horas de vida nos casos de GBS MFI (9,55).

6.2 Sinais clínicos

O diagnóstico clínico é difícil porque os sintomas são polimorfos e não específicos da SGB (96,97). O aparecimento precoce de sintomas desde o nascimento ou nas primeiras horas de vida, sob a forma de perturbações respiratórias, com ou sem pneumopatia radiológica, perturbações hemodinâmicas, raramente hipertensão arterial pulmonar (HAP), caracteriza a FMI do SGB (98).

Na literatura, a maioria dos casos de GBS MFI são sintomáticos. Os principais sintomas são dificuldade respiratória, recusa de mamar, iterícia precoce e febre (99,100).

A **angústia respiratória neonatal (NRD)** é a apresentação típica da GBS-MFI (41,87). Andersen e Baeringsdottir (41,101) encontraram dificuldades respiratórias em 72% e 80% das MFIs de GBS, respetivamente. A polipneia pode ser a única manifestação de sépsis com ou sem pneumonia (96). Nos bebés prematuros, a IFM pode manifestar-se como apneia (41). Além disso, a infeção pode imitar ou estar associada a doença da membrana hialina (41).

A DRNN pode ser complicada por **hipoxemia refractária** resultante de HAP. Pode ou não estar associada a anomalias do parênquima pulmonar na radiografia. Patogenicamente, a libertação de endotelinas e citocinas pelo SGB causa hipertensão pulmonar nos recém-nascidos. Além disso, o fosfatidilglicerol e a cardiolipina, que são fosfolípidos de membrana na SGB, estão mais associados à HAP (43). O diagnóstico baseia-se na ecografia cardíaca, que confirma o elevado nível de resistência pulmonar. Sem tratamento específico (óxido nítrico, hiperventilação, antibioticoterapia), a evolução da doença é crítica.

Os bebés de termo são mais susceptíveis **à febre** em caso de sepsia grave, pneumonia e meningite, ao passo que os bebés prematuros são mais susceptíveis à **hipotermia**, sobretudo nas primeiras 48 horas de vida (96).

Os sinais neurológicos incluíam diminuição da reatividade, convulsões, anomalias do tónus, mau contacto e reflexos arcaicos dissociados. Estes sinais, num contexto clínico-biológico de sépsis, sugeriam meningite.

6.3 Formulários clínicos

Em 2019, De Gier et al (102) demonstraram a predominância de sépsis e pneumonia na doença neonatal precoce por SGB e a relativa raridade de meningite (Quadro III).

Tabela III: Distribuição das formas clínicas de GBS-MFI na literatura

Autor (Referência)	*Carlough (103)*	*Saúde (44)*	*Baeringsdottir (41)*	*Ji (104)*	*Madrid (9)*	*Joubrel (55)*
Sépsis	*69%*	*69%*	*100%*	*83.6%*	*78%*	*61%*
Pneumonia	*26%*	*26%*	*27%*	*52.1%*	-	*6%*
Meningite	*11%*	*11%*	*11%*	*12.3%*	*16%*	*27%*

6.3.1 Sépsis

A sépsis é a principal forma clínica da IFM de GBS. É definida como uma infeção bacteriana invasiva do sangue, que pode ter outras localizações secundárias, nomeadamente as meninges e os pulmões (84). O não isolamento do GBS numa amostra bacteriológica central não exclui a septicemia (105). Por este motivo, não existia uma definição uniforme e consensual de sépsis neonatal (105,106). Em 2012, o National Institute for Health and Care Excellence (NICE) recomendou o diagnóstico de "sepsis com cultura negativa" na presença de uma infeção sintomática sem causa bacteriana identificada (107). Este último sugeria a presença de sintomas reveladores e/ou uma PCR ≥ 25 mg/L e a presença de GBS no esfregaço vaginal/rectal da mãe ou em esfregaços periféricos do recém-nascido. O início da terapia antibiótica no recém-nascido poderia ser um critério adicional(108).

Joubrel (55) mostrou que a infeção neonatal precoce por GBS estava associada a septicemia (61%), enquanto a infeção neonatal tardia por GBS estava associada a meningite *(55%)*.

Os sintomas da sépsis neonatal podem variar desde sinais inespecíficos até ao colapso hemodinâmico total(93). Os sintomas iniciais podem incluir irritabilidade, letargia ou recusa em mamar. Alguns doentes desenvolvem rapidamente dificuldade respiratória, febre, hipotermia e mesmo choque

(30,44).

Os bebés infectados são por vezes inicialmente assintomáticos, uma situação que não deve atrasar o tratamento antibiótico se a história for sugestiva. Os sintomas podem estar ausentes ou ser discretos, especialmente no caso de terapia antibiótica materna (13). Estes sinais discretos têm sido representados por marcadores recentemente adicionados: um perfil de frequência cardíaca anormal com perda de variabilidade, desacelerações transitórias (109) e saturação de oxigénio < 95% antes das 12 horas de vida e sem melhoria 2 horas depois (110,111). Estes sinais discretos de IFM podem ser intrincados e difíceis de diferenciar dos fenómenos fisiológicos induzidos pela adaptação cardiorrespiratória à vida extra-uterina. Isso reforça a importância da interpretação adequada de qualquer sinal clínico de início secundário em neonatos.

Esta forma poderia ser explicada por uma dificuldade ou limitações na avaliação pontual de prováveis sinais clínicos discretos. A hipótese de que o uso de AIP poderia mascarar a sépsis devido à transferência pré-natal de antibióticos, tornando as hemoculturas dos recém-nascidos negativas, foi rapidamente eliminada. De facto, as mães destes pacientes não tinham recebido AIP. Além disso, estes bebés puderam ser tratados a tempo, antes do aparecimento dos sinais clínicos.

6.3.2 Pneumonia

A angústia respiratória de origem infecciosa reflecte a lesão do parênquima pulmonar. Esta é secundária a danos nas células pulmonares e deve-se, em parte, às propriedades citotóxicas da hemolisina do SGB e ao afluxo de neutrófilos (112). A inalação de líquido amniótico leva à colonização da mucosa respiratória, rapidamente seguida pelo desenvolvimento de pneumonia. Os sintomas clínicos incluem polipneia, sinais de luta e hipoxémia. O diagnóstico requer também uma radiografia de tórax compatível com o aparecimento de alveolite infecciosa.

6.3.3 Meningite

O GBS é a causa dominante de meningite neonatal, sendo responsável por 77% dos casos de MFI com localização meníngea (113). De acordo com Lin (114), o serótipo III foi responsável por mais de metade dos casos de meningite por GBS.

A falta de especificidade dos sinais clínicos nos recém-nascidos dificulta o diagnóstico(115). O envolvimento meníngeo é frequentemente revelado por febre e/ou sinais neurológicos (distúrbios de reatividade, convulsões, alterações do tónus, fontanela saliente), que requerem punção lombar (34).

No estudo de Bahloul (15) sobre GBS-MFI, que incluiu 75 casos, foram diagnosticados 5 casos de meningite neonatal. A taxa de meningite em recém-nascidos com GBS-MFI foi de 6,6%. Este facto pode ser explicado por uma subestimação da incidência de meningite precoce por GBS devido a punções lombares tardias, tendo em conta a instabilidade clínica dos recém-nascidos.

Na literatura, a incidência de meningite precoce por GBS diminuiu significativamente com o uso de AIP, enquanto a incidência de meningite tardia permaneceu estável (116,117). Em França, a incidência de meningite precoce por GBS diminuiu significativamente de 0,06 (IC 95%, 0,04 a 0,08) para 0,02 (IC 95%, 0,01 a 0,04) de 2001 a 2014 (117).

No total, as formas clínicas da GBS-MFI podem ser classificadas como septicemia isolada, septicemia com meningite, septicemia com pneumonia ou septicemia com meningite e pneumonia (41).

Exames complementares

7 Exames complementares

7.1 Ensaios biológicos

Os recém-nascidos com MFI de GBS podem inicialmente ser assintomáticos. Por este motivo, os testes biológicos são essenciais na presença de qualquer suspeita de infeção por GBS (118).

7.1.1 Hemograma (CBC)

A interpretação do hemograma no recém-nascido é complexa. Deve ter em conta as variações fisiológicas de acordo com a idade gestacional, o modo de parto e o local de colheita (118).

Na infeção neonatal, as três linhagens podem ser afectadas. Os sinais hematológicos mais específicos durante a infeção neonatal foram, por ordem cronológica, a leucopenia, a neutropenia, a miaemia e a hiperleucocitose (119).

A leucopenia é um sinal importante da IFM do SGB (120). Foi mais associada à infeção do que a **hiperleucocitose** (121). Hornik et al mostraram que a neutropenia era um melhor marcador de sépsis e estava frequentemente correlacionada com um prognóstico vital (119). No entanto, a leucopenia precoce que ocorre nos primeiros sinais clínicos é frequentemente ignorada se as amostras não forem sistematicamente repetidas (122).

A trombocitopenia é um sinal tardio e inespecífico de infeção. Foi observada principalmente nas formas graves (99,123).

A anemia é frequentemente encontrada em recém-nascidos infectados. O seu aparecimento rápido, frequentemente associado a iterícia, sugere um mecanismo hemolítico. No entanto, não é um sinal muito específico de infeção. Alguns estudos observaram que a anemia é um fator de risco para a sépsis neonatal precoce (124).

7.1.2 Proteína C-reactiva (PCR)

Na presença de uma infeção, a libertação de citocinas pró-inflamatórias pelos macrófagos induz a síntese hepática de proteínas pró-inflamatórias, incluindo a proteína C-reactiva (PCR). Uma globulina sintetizada pelo fígado, a PCR não atravessa a barreira placentária. Quase indetetável à nascença (~ 0,1 mg/L), a sua concentração fisiológica aumenta até atingir um máximo entre H24 e H36. O limite superior normal é muito próximo de 10 mg/L (125). No caso de infeção, foi observado um atraso de 6 a 12 horas entre o início do processo infecioso e o aumento da PCR, o que poderia explicar a possibilidade de falsos negativos no caso de recolha de amostras ao nascimento (96,126,127).

A PCR é o parâmetro mais utilizado para o diagnóstico da IFM. Está amplamente disponível e a sua determinação é simples, rápida e económica (125,128).

A sua sensibilidade e especificidade nos casos de IFM foram da ordem dos 65,6% e 83%, respetivamente, nas duas primeiras determinações (129,130). Andersen (101) verificou que a PCR aumentou após mais de 12 horas de sintomas em 82% dos casos de IFM de SGB.

Para além disso, foi demonstrado em vários estudos (129,131) que o valor preditivo negativo (VPN) de duas determinações sucessivas é superior a 90%, o que significa que não é necessário iniciar ou interromper a terapêutica antibiótica. A medição sequencial da PCR entre 24 e 48 horas após o início dos sinais clínicos aumenta a sua sensibilidade para o diagnóstico de sépsis neonatal (128). Além disso, a PCR seriada é utilizada para monitorizar a resposta ao tratamento em recém-nascidos infectados (132).

Em casos de meningite precoce por GBS, a PCR pode ser um bom indicador.

Foi consistentemente positiva na série Philips (133).

No entanto, vários factores podem aumentar os níveis de PCR, como a inalação de líquido meconial, lesões traumáticas ou isquémicas dos tecidos, corioamniotite e hemólise (134).

Vários estudos demonstraram que a PCR é um bom indicador de prognóstico da sépsis neonatal (99,135). Li et al. demonstraram que a PCR elevada é um indicador da gravidade da sépsis neonatal (135).

7.1.3 Procalcitonina (PCT)

A procalcitonina é um importante marcador biológico da sépsis neonatal precoce. É cada vez mais utilizada em recém-nascidos (136). A PCT, tal como a PCR, não atravessa a placenta e, por conseguinte, não é afetada pela febre materna durante o parto (137). É sintetizada por monócitos e hepatócitos. O aumento da PCT começa 4 a 6 horas após a exposição ao germe bacteriano (126). Esta resposta mais rápida do que a da PCR faz da PCT uma alternativa interessante à PCR para a deteção da IFM (96,138,139). A sensibilidade e a especificidade da PCT parecem ser melhores do que as da PCR na IFM definitiva: sensibilidade 82% versus 73% e especificidade 95% versus 83% (129,140,141). O seu valor preditivo negativo foi estimado em 93%, o que permite excluir uma infeção bacteriana nos recém-nascidos (142).

No entanto, a PCT apresenta diversas variações fisiológicas devido a uma subida e descida fisiológica acentuada durante as primeiras 72 horas de vida, o que torna difícil a interpretação destes valores. Por este motivo, a maioria das recomendações internacionais mantém o ensaio de PCT principalmente para o diagnóstico precoce de infecções neonatais tardias, a fim de distinguir as infecções bacterianas das virais (143).

Além disso, outros factores perinatais, como a corioamniotite, a PMR prolongada, a asfixia perinatal e a pré-eclampsia materna, podem aumentar os valores de PCR e PCT (138,140).

Globalmente, a PCR, combinada com um hemograma, é a combinação mais utilizada. A PCT tem um papel interessante a desempenhar no diagnóstico precoce das IFM, especialmente no cordão umbilical, mas também no diagnóstico de infecções nosocomiais (142).

No entanto, as anomalias biológicas não são específicas do agente causador.

7.2 Testes bacteriológicos

Na ausência de critérios clínicos e biomarcadores válidos, uma cultura microbiana positiva de um local normalmente estéril (sangue, líquido cefalorraquidiano) é o "padrão de ouro" para definir a sépsis neonatal (142).

7.2.1 Cultura de sangue

A hemocultura é o teste de referência para o diagnóstico definitivo da IFM. As hemoculturas não são feitas por rotina em todos os bebés com suspeita de febre aftosa. No entanto, está indicada antes de iniciar qualquer terapia antibiótica empírica em recém-nascidos (142,144).

Guerti et al (145) demonstraram que o tempo necessário para que as hemoculturas neonatais se tornem positivas difere significativamente consoante o tipo de germe. Além disso, estes autores observaram que as sensibilidades para a bacteriémia Gram-positiva após um período de incubação de 24, 48 e 72 horas eram de 51, 87 e 96%, respetivamente. Esta constatação é semelhante à de Kumar et al (146), que observaram que um período de incubação de 48 horas era suficiente para excluir a sépsis em recém-nascidos assintomáticos e que um período de incubação de 72 horas era suficiente para detetar todas as infecções clinicamente importantes através de cultura bacteriana.

Para o GBS, o tempo até à positividade de uma hemocultura foi de 36 horas em 96 a 100% dos casos. (147-149).

No entanto, as culturas microbianas não são muito sensíveis.

Esta baixa sensibilidade das hemoculturas pode ser explicada por :

- Um volume demasiado pequeno de sangue colhido, inferior a 1 ml. De facto, Connell observou que as culturas de sangue com um volume adequado tinham duas vezes mais probabilidades de dar um resultado positivo (150).

  Por conseguinte, recomenda-se um volume mínimo de pelo menos 1% da massa sanguínea (=0,8 ml/kg), o que nem sempre é possível (63) ;

- O carácter intermitente da bacteriemia, o que implica a repetição das hemoculturas - embora raramente seja feito (151);
- AIP: De acordo com Dagnew AF (152), a utilização de profilaxia antibiótica em mulheres grávidas colonizadas com SGB, particularmente quando incompleta, pode não ser suficiente para prevenir a infeção clínica neonatal, mas pode inibir o crescimento do SGB em culturas de sangue e LCR. Outros estudos demonstraram que a PIA não parece atrasar o tempo até à positividade da hemocultura (153).

7.2.2 Punção lombar

O exame bacteriológico do líquido cefalorraquidiano (LCR) confirma o diagnóstico de meningite por GBS, a complicação mais temida da infeção neonatal.

O valor da punção lombar (PL) sistemática continua a ser controverso na avaliação inicial da suspeita de MFI em recém-nascidos (154). É essencial desde o início em caso de deterioração do estado geral (sépsis grave ou problemas respiratórios graves) ou dos sinais neurológicos, e após estabilização do estado clínico para tolerar o procedimento (46,155,156). Além disso, deve ser realizada secundariamente se a hemocultura for positiva, o que é considerado o principal fator de risco para a meningite (126). No entanto, uma hemocultura negativa não exclui o diagnóstico de meningite, uma vez que as hemoculturas podem ser negativas em até 38% dos bebés com meningite (154,158).

Alguns autores indicaram a punção lombar em caso de síndroma inflamatória significativa (151). No entanto, não foi definido um limiar de PCR, mas a sua elevação é proporcional à duração da síndrome infecciosa. Uma PCR elevada superior a 60-80 mg/L indica um grande atraso entre o início do processo infecioso e a primeira amostra e, teoricamente, aumenta o risco de localização meníngea (151). Para além disso, a elevação da PCR acima de um determinado limiar já não é uma indicação para LP (63,159).

A interpretação dos resultados da punção lombar é por vezes difícil, uma vez que o diagnóstico se baseia nos resultados da cultura do LCR, que está associada a elevadas taxas de falsos negativos (115,160), o que pode ser explicado pelo facto de se ter demonstrado que os estreptococos do grupo B desaparecem do LCR após oito horas de antibióticos adequados (161).

Nestas situações, é importante interpretar os parâmetros citológicos e bioquímicos do LCR (número de células, glicorraquia e proteinorraquia) para fazer um diagnóstico presuntivo de meningite (162). O diagnóstico de meningite neonatal pode ser efectuado com base numa hemocultura inicial positiva e se o estudo citobioquímico do LCR for anormal após 24 a 36 horas de terapia antibiótica prévia (156). No entanto, foi demonstrado em vários estudos que muitos factores alteram os padrões de interpretação dos parâmetros do LCR, incluindo a idade gestacional, a idade pós-natal e as LPs traumáticas (154,155,163).

Uma concentração baixa de glucose e uma concentração elevada de proteínas no LCR são marcadores com elevada especificidade para o diagnóstico de meningite (63).

[3]Bonadio et al (164) observaram que, em recém-nascidos de termo infectados, uma contagem de leucócitos > 20 - 30 células/mm correspondia a inflamação meníngea, tornando provável o diagnóstico de meningite bacteriana. [3]Para Garges (154), uma contagem de leucócitos superior a 20 a 25 células/mm no LCR de recém-nascidos de termo foi considerada anormal. A sensibilidade desse valor foi de 79% e sua especificidade de 81% para o diagnóstico de meningite neonatal bacteriana.

Para além disso, pode observar-se uma cultura positiva na meningite bacteriana apesar de uma contagem normal de leucócitos no LCR (154,165). Recentemente, Zurina et al (115) mostraram que 13% dos casos confirmados de meningite tinham uma contagem normal de leucócitos no LCR.

Nos últimos anos, foi demonstrado que a análise da **reação em cadeia da polimerase (PCR)** do LCR pode ser útil para confirmar o diagnóstico de meningite bacteriana (162) . A PCR é um método rápido e preciso para diagnosticar a meningite em recém-nascidos. Tem uma sensibilidade e especificidade elevadas, mesmo em recém-nascidos que tenham recebido terapêutica antibiótica (115,162).

7.2.3 Amostragem periférica

As zaragatoas periféricas são amostras bacteriológicas colhidas em vários locais periféricos, sendo as mais frequentemente utilizadas as zaragatoas gástricas, auriculares, rectais, orofaríngeas, mucocutâneas, umbilicais e, por vezes, placentárias.

Embora seja fácil de efetuar, a interpretação do PP é muitas vezes complicada devido à frequência da colonização por GBS (142).

A cultura do líquido gástrico só pode ser interpretada nas primeiras 4 a 6 horas de vida. [5]A coloração de Gram do líquido gástrico só é positiva quando a concentração bacteriana é ≥ 10 colónias/ml; a sua negatividade não prejudica, portanto, o resultado da cultura; apesar disso, o seu VPN é excelente. Se for positivo, reflecte apenas a colonização pré-natal do líquido amniótico e não é indicativo de infeção (151). A aspiração gástrica foi considerada uma das PP mais utilizadas para o diagnóstico de IFM. De facto, de acordo com Aujard Y (151), a baixa sensibilidade das hemoculturas e o desenvolvimento preocupante de resistência bacteriana, particularmente de enterobactérias, justificam a manutenção da amostragem gástrica em casos de suspeita de IFM, particularmente em bebés prematuros. A colheita de amostras gástricas é a única forma de monitorizar a epidemiologia bacteriana e o seu conhecimento é a base para a escolha de uma antibioterapia de primeira linha e probabilística. Permite adaptar o tratamento em caso de aparecimento de uma estirpe resistente (151). No entanto, a colheita de amostras gástricas já não é recomendada (121,137,166,167).

Wang (136) testou secreções orofaríngeas de bebés prematuros, secreções traqueais e esfregaços gástricos para o GBS e demonstrou que o PP podia refletir bem o estado de colonização pelo GBS. No entanto, Gerdes (168) e Jost C (142) demonstraram o seu valor limitado para o diagnóstico de IFM.

A colheita de amostras de pele só é indicada se existir uma lesão visível.

Os esfregaços da placenta são úteis em casos de lesões macroscópicas da placenta.

O exame bacteriológico do aspirado traqueal pode ser útil se for obtido imediatamente e de forma estéril após a colocação do tubo intratraqueal. No caso de um recém-nascido entubado durante vários dias, o aspirado traqueal não tem qualquer valor para o diagnóstico de IFM (63).

Por exemplo, as publicações do CDC em 2010, da Academia Americana de Pediatria (AAP) em 2011 e da Sociedade Suíça de Neonatologia em 2013 já não recomendam a colheita de amostras periféricas (121,169).

7.2.4 Suscetibilidade aos antibióticos

Na literatura, todos os isolados testados eram sensíveis à penicilina, à ampicilina e à vancomicina (170,171).

De facto, Dahesh S et al (170) referiram que, apesar da utilização crescente de antibióticos, os estreptococos do grupo B continuavam a ser susceptíveis à penicilina, bem como à maioria dos B-lactâmicos, e a penicilina continuava a ser o antibiótico de primeira linha para a prevenção e o tratamento da IFM precoce do GBS.

No entanto, desde 2008, têm sido notificadas estirpes de SGB com suscetibilidade reduzida à penicilina(171,172). De facto, isolados muito raros recentemente identificados com suscetibilidade reduzida à penicilina foram comunicados no Japão e nos Estados Unidos(^). Foi identificada uma mutação pontual no gene *pbp* 2x do GBS que pode explicar esta suscetibilidade reduzida(170,173).

Estudos recentes também registaram um aumento da prevalência de resistência a outros antibióticos entre os isolados de GBS, em particular aos macrólidos(174). Estes resultados foram comparáveis aos da série de Phares (20), que mostrou que 32% dos isolados eram resistentes à eritromicina, à clindamicina ou a ambas.

Do mesmo modo, na série Back EE (174), as taxas de resistência à eritromicina e à clindamicina foram de 50,7% e 38,4%, respetivamente. Um estudo efectuado nos EUA entre 1999 e 2005 (20) concluiu que praticamente todos os isolados (99%) que eram resistentes à clindamicina eram também resistentes à eritromicina e que a resistência à eritromicina era mais elevada entre os isolados do serótipo V em comparação com outros serótipos. Na série de Kharrat (61), que estudou os serótipos das infecções neonatais por SGB, a resistência aos macrólidos foi maior nas estirpes do serótipo V

(P=0,024).

Dados epidemiológicos recentes do Canadá, da China e de Portugal relataram a emergência de uma sub-linhagem multirresistente de CC17 GBS com resistência adquirida a 4 classes de antimicrobianos: tetraciclinas, aminoglicosídeos, macrólidos e lincosamidas (lincomicinas, clindamicinas) (173,175).

De acordo com Hayes K (173), vários países registaram um aumento das taxas de resistência nos últimos anos. Além disso, a resistência a outras classes de antibióticos, como as fluoroquinolonas, também tem continuado a aumentar.

7.2.5 Outras amostras bacteriológicas

O exame citobacteriológico da urina (UCE) não está indicado para a sépsis precoce com menos de 72 horas (137).

O diagnóstico das infecções neonatais é suscetível de beneficiar de novos métodos moleculares, nomeadamente **a reação em cadeia da polimerase (PCR)** universal ou a PCR multiplex. Esta nova técnica é atualmente considerada como um instrumento melhor para identificar a sépsis e o germe causador mais rapidamente do que a hemocultura (176).

Uma revisão da Cochrane publicada em 2017 (177) e um estudo realizado em Londres publicado em 2020 (127) mostraram que a PCR, uma técnica muito valiosa, é um meio possível de diagnosticar a infeção neonatal, principalmente em recém-nascidos em que as culturas foram negativas. Os testes PCR tinham uma sensibilidade superior a 90% e uma especificidade de 99%, cerca de 13% superior à das hemoculturas (93).

7.2.6 Caraterísticas bacteriológicas da SGB

O Streptococcus B é uma bactéria com tampa que se apresenta como um cocos Gram-positivo, diplococo ou cadeia curta.

Existem atualmente dez serótipos: Ia, Ib, II, III, IV, V, VI, VII, VIII e IX. Os serotipos mais comuns na IFM são o III (60,6%) e o Ia (17,3%) (40).

Esta classificação em serótipos pode ser refinada através da pesquisa das proteínas da parede c, R e X. Utilizando métodos moleculares mais avançados, como a tipagem de sequências multilocus (MLST), o GBS foi classificado em vários tipos de sequências (ST) e complexos clonais (CC) com base na sua relação genética (41).

A cápsula é um dos principais factores de virulência e um alvo importante para as formulações de vacinas atualmente em desenvolvimento. A distribuição dos serótipos de GBS varia consoante a população e a localização geográfica (144). Para Edmond et al (178), o serotipo III (48,9%) foi o serotipo mais frequentemente identificado em GBS MFI, seguido dos serotipos Ia (22,9%), Ib (7%), II (6,2%) e V (9,1%). Nos Estados Unidos, os serotipos mais frequentes foram Ia (30%), III (28%), V (18%) e II (13%) (20).

Num estudo realizado no CHU Hedi Chaker entre 2012 e 2020, envolvendo 45 estirpes isoladas de infecções neonatais precoces por Streptococcus B, o serótipo V foi dominante (31,1%), seguido do serótipo III em 28,9%, do serótipo II em 17,8% e do serótipo IV em 6,7% (61).

Vários estudos (179,180) mostraram que o tipo III está associado à maioria das infecções neonatais complicadas, especialmente a meningite.

Além disso, foi demonstrado que a sequência de tipo (ST) ST-17 está fortemente associada à meningite neonatal, daí o nome de estirpe "hipervirulenta" (21,181).

7.3 Outros exames paraclínicos :

❖ **Radiografia do tórax**

Os vários aspectos radiológicos da IFM de GBS foram bem estudados na literatura (182,183). A radiografia do tórax é sugestiva de infeção quando existem imagens como opacidades micro-macro nodulares ou um foco sistémico. No entanto, a infeção pulmonar ou a localização pulmonar da IMF do SGB pode assumir todos os aspectos radiológicos de outras etiologias de dificuldade respiratória (182,184).

Uma radiografia de tórax normal na presença de dificuldade respiratória não exclui uma infeção pulmonar.

❖ **Ecografia pulmonar**

A ultrassonografia pulmonar está se tornando um exame cada vez mais comum em neonatologia (185). Trata-se de uma ferramenta de diagnóstico não irradiante, de alto desempenho e facilmente acessível. Em recém-nascidos, foram descritos achados específicos de ultrassom, permitindo o diagnóstico de pleurisia, pneumotórax, doença da membrana hialina, inalação de mecônio e também alveolite infecciosa. Atualmente, a ecografia pulmonar é uma ferramenta interessante para ajudar os médicos a tomar decisões terapêuticas ao nascimento (185).

Gestão terapêutica

8 Gestão terapêutica

Para além do tratamento sintomático do desconforto respiratório e/ou hemodinâmico, o tratamento das IFM baseia-se essencialmente numa antibioterapia adequada. O tratamento antibiótico no período neonatal é um caso especial porque os critérios de infeção bacteriana não são específicos, os dados epidemiológicos variam, os parâmetros farmacocinéticos são específicos deste grupo etário e algumas infecções graves podem progredir rapidamente (186).

8.1 Terapia antibiótica

Tendo em conta, por um lado, o receio de não tratar atempadamente a infeção neonatal precoce e, por outro lado, os efeitos adversos dos antibióticos num grande número de bebés com suspeita de infeção, consideramos necessário estudar cuidadosamente as indicações para a terapêutica antibiótica nos casos de suspeita de FMI de SGB.

8.1.1 Indicações para a terapêutica com antibióticos

A estratégia terapêutica para a gestão das IFM varia de um país para outro, e mesmo de uma equipa para outra no mesmo país.

Todos os autores de diferentes países do mundo (64,109,140) recomendaram o tratamento probabilístico com ATB intravenoso administrado como uma emergência a todos os recém-nascidos sintomáticos, após uma investigação biológica e bacteriológica, uma vez que são "até prova em contrário" suspeitos de infeção neonatal precoce (188-190).

O problema foi registado em recém-nascidos assintomáticos. As indicações para a terapia antibiótica permanecem controversas (18).

No passado, a AAP, o CDC e a Société Française de Néonatologie (SFN) recomendaram o tratamento de bebés de termo assintomáticos ("com bom aspeto") ou de bebés prematuros nascidos se apresentassem um risco elevado de infeção (no contexto de corioamniotite ou febre materna) (137,191,192). **Em 2017,** a Sociedade Francesa de Neonatologia (SFN) actualizou estas recomendações. Defendeu a limitação de investigações adicionais e a redução da utilização de terapia antibiótica probabilística de largo espetro em situações de IFM de baixo risco, a favor de uma monitorização atenta (72). **Em 2018,** foi elaborado o primeiro protocolo de gestão de IFM na Tunísia. Este protocolo foi objeto de um estudo multicêntrico. Foi utilizado nas 4 maternidades de nível III: CHU Hedi Chaker Sfax, CHU Farhat Hached Sousse, Hospital Militar de Tunes e centro de maternidade e neonatologia de Monastir. Foi posteriormente validado pelas 4 equipas de neonatologia que participaram neste estudo (Anexo 3) (19). Os autores optaram por não tratar os recém-nascidos assintomáticos com um termo > 34SA cujas mães tinham recebido uma profilaxia antibiótica adequada, independentemente da anamnese infecciosa (grupo A). No caso de profilaxia antibiótica inadequada, a terapia antibiótica é indicada assim que uma PCR positiva > 10mg/L em recém-nascidos com alto risco de BPN (grupo B). Todos os recém-nascidos que se tornem sintomáticos (grupo C) devem receber terapia antibiótica após a HC. Este protocolo é semelhante a outros atualmente utilizados na literatura (109,125,140).

No final do nosso estudo, devemos estar vigilantes em caso de corioamniotite ou FMR >12 horas, mesmo que o recém-nascido seja assintomático, tendo em conta que, nas nossas condições locais, o rastreio sistemático do SGB e a profilaxia antibiótica materna ainda não são praticados de forma sistemática. Isto para evitar que se perca um FMI definitivo de SGB.

No entanto, a terapia antibiótica sistemática já não é indicada para recém-nascidos assintomáticos. Esta perturba a flora digestiva normal, levando ao aparecimento de germes multi-resistentes, especialmente em bebés prematuros. Estes germes podem ser uma fonte de infeção hospitalar, enterocolite necrosante e morte. èmeDo mesmo modo, a utilização prolongada de cefalosporinas de terceira geração (cefotaxima) constitui um fator de risco para a candidíase invasiva. Também perturba o ecossistema bacteriano nas unidades de cuidados neonatais, com uma baixa taxa de progressão da resistência bacteriana(63).

8.1.2 Escolha da terapia antibiótica

Apesar de a epidemiologia bacteriana das IFM ter mudado desde a era da profilaxia antibiótica, o GBS continua a ser o germe mais comum nos recém-nascidos de termo e de termo próximo (40-45% dos casos), seguido da TEscherichia coli (10-15% dos casos) (23,27,84).

O estudo da suscetibilidade aos antibióticos aponta-nos a direção da terapia antibiótica de primeira linha. A ampicilina combinada com um aminoglicosídeo cobre os principais agentes patogénicos associados à sépsis neonatal precoce. Esta combinação é eficaz contra o *Streptococcus agalatiae,* a maioria das *outras espécies de Streptococcus, Enterococci* e *Lesteria monocytogenes*, embora a infeção por Listeria seja rara durante a gravidez (121). Embora dois terços das estirpes de E. coli e a maioria dos outros bacilos gram-negativos (GNB) sejam resistentes à ampicilina, a maioria permanece sensível à gentamicina em 96% dos casos(23). No entanto, os aminoglicosídeos isolados são inactivos contra o EBG. Trata-se de uma resistência natural de baixo nível.

O SFN recomenda a associação de Ampicilina + Gentamicina no caso de uma hemocultura positiva para *Streptococcus agalactiae* (189,194). Do mesmo modo, a AAP, o CDC e a ANAES recomendam a associação de Ampicilina + Gentamicina em casos de suspeita de IFM, enquanto se aguardam os resultados das culturas e dos testes de suscetibilidade aos antibióticos (137,156,189). A combinação com um aminoglicosídeo é necessária para um efeito bactericida sinérgico. Os resultados do nosso estudo apoiam estas recomendações, uma vez que todos os isolados de GBS testados foram sensíveis à ampicilina.

[ème]A combinação de uma cefalosporina de 3 geração (C3G) justifica-se em casos de doença grave (121) e em casos de localização meníngea. A cefotaxima em doses suficientes é a C3G recomendada, dada a sua eficácia contra o SGB, a ausência de resistência e a sua boa distribuição no LCR (63). A utilização de ceftriaxona em recém-nascidos como parte do tratamento da FMI do SGB está contra-indicada (194).

Nos casos de meningite neonatal, algumas equipas recomendam o tratamento "preventivo" das complicações intracerebrais com ciprofloxacina. No caso do SGB, a rifampicina, cujas propriedades anti-inflamatórias e farmacodinâmicas intrínsecas são equivalentes às da ciprofloxacina, foi proposta devido à sua melhor atividade antibiótica contra os cocos Gram-positivos, incluindo o SGB, mas nunca foi avaliada (195).

Quando o GBS é isolado por hemocultura, deve ser efectuada uma punção lombar, caso não tenha sido feita anteriormente, e a terapêutica antibiótica deve ser ajustada de acordo com os resultados da análise do LCR e do HC, utilizando o espetro mais estreito de antibióticos adequados (107,121,137,169).

8.1.3 Duração e dosagem da terapia antibiótica

A duração do tratamento depende da localização da infeção por SGB. Varia consoante os autores.

A Sociedade Francesa de Neonatologia recomenda a Ampicilina na dose de 100 mg/kg/d em 2 injecções **durante 7 dias**, combinada com Gentamicina durante **2 dias**, em caso de bacteremia por GBS e na ausência de localização meníngea. Nos casos de meningite por GBS, a Gentamicina é administrada durante **2 a 5 dias** e a Ampicilina na dose de 200 mg/kg/d em 2 injecções até aos 7 dias de idade, e depois a Ampicilina 200 mg/kg/d em 3 injecções para um período total de tratamento de **14 dias** nos casos com um resultado imediatamente favorável (194).

Para a AAP e o CDC, a septicemia por GBS sem envolvimento meníngeo é tratada durante 10 dias e a meningite por GBS é tratada durante pelo menos 14 dias (63). O NICE (107) indica que a duração da TBA em casos de MFI com hemoculturas positivas ou em casos de forte suspeita de sépsis mas hemoculturas negativas deve ser de 7 dias.

Em estudos observacionais, os bebés com septicemia de cultura negativa foram geralmente tratados durante 5 a 7 dias e a mortalidade foi muito baixa (196).

Fjalstad (197) encontrou um tempo médio de tratamento de 8 dias para as IFM confirmadas e de 5 a 7 dias para as IFM negativas.

Labenne et al (196) ou uma duração excessiva do tratamento foi observada em apenas 28% dos casos.

èmeDevido à ototoxicidade e à nefrotoxicidade, o Aminoside é geralmente descontinuado após 2 a 3 dias de tratamento e, em casos de meningite, é continuado até 5 dias (107).

As doses de antibióticos devem ser ajustadas de acordo com a idade gestacional, a idade pós-natal e o peso.

A via intravenosa (IV) é a única via recomendada. Deve ser efectuada de forma rigorosa (18,186). A via intramuscular (IM) é fortemente desaconselhada devido aos seus efeitos tóxicos locais e à dor. Só é aceitável em casos excepcionais, como quando a via IV está temporariamente indisponível (18). A retransmissão oral não é recomendada para infecções confirmadas por hemocultura ou LCR (194).

8.2 Tratamento sintomático

O tratamento sintomático deve ser iniciado ao mesmo tempo que a terapia antibiótica. O seu objetivo é manter a homeostasia do ambiente interno e corrigir os distúrbios metabólicos. As principais medidas sintomáticas são: manter a temperatura central colocando o recém-nascido numa incubadora, corrigir os distúrbios metabólicos, como a acidose ou a hipoglicemia, que são comuns nas infecções neonatais, e monitorizar o estado hemodinâmico respiratório e neurológico. Em caso de choque sético, o tratamento consiste, em primeiro lugar, no enchimento dos vasos sanguíneos para restabelecer o volume sanguíneo efetivo e, em seguida, em inotrópicos, se necessário. A noradrenalina está particularmente indicada no choque sético. A hidrocortisona pode ser combinada com as medidas acima referidas, nomeadamente em caso de choque refratário e/ou de suspeita de insuficiência suprarrenal (198).

Controlo da função respiratória: a dificuldade respiratória é frequente e grave nas IFM com SGB (41). O tratamento pode variar entre a oxigenoterapia simples e a ventilação assistida.

Evolução

9 Evolução

9.1 Mortalidade neonatal

Apesar dos avanços na reanimação neonatal, da terapia antibiótica precoce e das actuais melhorias nas medidas profilácticas, o prognóstico das MFIs associadas ao GBS continua a ser mau. A mortalidade associada a esta patologia neonatal continua a ser um problema de saúde pública mundial (4). A taxa de mortalidade neonatal devida à GBS-MFI tem vindo a diminuir acentuadamente ao longo dos anos. Atualmente, a mortalidade por GBS-MFI varia de 4 a 7% nos países desenvolvidos e de 17 a 37% em África (9).
A taxa global em 2017 foi de 8,4%, inferior à taxa registada na série africana (Quadro IV).

Quadro IV: Taxas de mortalidade no FMI com septicemia de GBS

Autores	*Stoll (23)*	*Vergadi (199)*	*Joubrel (55)*	*Bahloul (15)*
Período de estudo	*2006-2009*	*1995-2016*	*2015*	*2008-2010*
País	*América*	*América*	*França*	*Tunísia*
Taxa de mortalidade	*16%*	*6.2%*	*10%*	*10%*

As taxas de mortalidade variaram consoante as amostras estudadas (termo, ano de estudo, etc.). Tal como indicado em estudos recentes, vários factores podem explicar a redução da taxa de mortalidade, em particular a profilaxia antibiótica para as mães e a terapia antibiótica para os recém-nascidos de risco, e uma melhor gestão dos recém-nascidos gravemente doentes (114).

9.2 Factores de risco associados à mortalidade

Na literatura, os principais factores associados à mortalidade foram a prematuridade, o baixo peso à nascença, a dificuldade respiratória grave e a meningite (55,200).

9.2.1 Prematuridade :

Quanto menor a idade gestacional, maior a mortalidade neonatal. A sua prevalência foi 10 a 15 vezes maior nos bebés prematuros do que nos bebés de termo (103).

Num estudo realizado entre 1999 e 2005 nos Estados Unidos, Phares et al (20) encontraram uma taxa de mortalidade de 20 a 30% em bebés com menos de 33 semanas de gestação, em comparação com 2 a 3% em bebés de termo. Do mesmo modo, Weston et al (84) verificaram que a taxa de mortalidade associada à GBS-MFI era mais baixa nos recém-nascidos de termo (0-2%) do que nos recém-nascidos pré-termo (22-30%).
Estudos mais recentes mostraram resultados semelhantes. Hoover et al (78) relataram num estudo publicado em 2020 que os recém-nascidos pré-termo (<37SA) com GBS MFI tiveram uma taxa de mortalidade de 19%, em comparação com 2% nos recém-nascidos de termo.
No entanto, estima-se que a taxa de mortalidade entre os bebés muito prematuros com uma idade gestacional inferior a 33 semanas pode atingir os 30% (201) .

9.2.2 Baixo peso à nascença

A mortalidade por FMD varia significativamente consoante o termo e, consequentemente, o peso à nascença. Foi mais elevada nos bebés com baixo peso à nascença (27,55).

Joubrel (55) mostrou que o baixo peso à nascença era o fator de mortalidade mais importante. Os bebés com baixo peso à nascença (<2500g) hospitalizados por GBS-MFI tiveram uma taxa de mortalidade mais elevada do que os bebés com um peso à nascença superior a 2500g

(OR=3,27). Para scharg (27), a taxa de mortalidade associada à GBS-MFI em bebés com muito baixo peso à nascença (<1500) foi de 75,8%.

9.2.3 Formas clínicas associadas à mortalidade

A gravidade do quadro clínico está correlacionada com o prognóstico vital durante a IFM. Hoover et al (78) referiram que a mortalidade era elevada nos recém-nascidos que desenvolveram **dificuldades respiratórias graves**, **sépsis grave** ou **meningite**.

Do mesmo modo, a utilização de ventilação mecânica, as elevadas necessidades de oxigénio e a utilização de medicamentos vasoativos foram significativamente associadas a uma taxa de mortalidade elevada em caso de infeção neonatal (200).

A meningite bacteriana pode deixar sequelas a longo prazo, mas é também responsável por elevadas taxas de mortalidade (202). A mortalidade global nos casos de meningite foi de 13,7%. Foi mais elevada nos bebés prematuros do que nos bebés de termo, 26,7% contra 9,6%, e nas formas tardias do que nas formas precoces 16,5% contra 8,2% (202).

Os factores associados a um desfecho fatal na meningite por GBS descritos na literatura foram a prematuridade, convulsões antes e depois do início do tratamento, um estado inicial de choque, coma e ventilação assistida. Do ponto de vista biológico, a leucopenia, um nível muito elevado de proteínas ou um nível muito baixo de glicose no LCR inicial, uma concentração bacteriana elevada no LCR inicial (superior a 106 germes/mL) e um LCR que não tivesse sido esterilizado na primeira punção de seguimento na H48 estavam associados a um mau prognóstico (116).

Num artigo recente publicado em 2020, a meningite neonatal precoce por GBS foi associada a 30% de mortalidade (115). Daí a importância do diagnóstico e do tratamento precoces.

Na série de Georget-Bouquinet (116), a mortalidade por meningite por GBS foi estimada em 14% e as complicações imediatas em 62%, sendo as convulsões as mais frequentes (45%).

Além disso, a prematuridade foi considerada um fator de risco para a meningite tardia, mas não para a meningite neonatal precoce (116).

9.2.4 Sinais biológicos associados à mortalidade

No que diz respeito aos factores de risco biológicos, alguns estudos referiram que a trombocitopenia e a leucopenia eram factores associados a uma elevada taxa de mortalidade (44).

9.3 Factores de risco associados à febre aftosa complicada por SGB

A infeção estreptocócica do grupo B (GBS) foi a doença infecciosa mais comum nos recém-nascidos durante a primeira semana de vida. A morbilidade e a mortalidade dos recém-nascidos infectados com GBS eram significativamente mais elevadas do que as dos recém-nascidos normais (103,203).

A IFM complicada do GBS foi **definida** nalguns estudos como IFM associada a meningite, sépsis grave e/ou choque sético ou dificuldade respiratória grave que requer suporte ventilatório (114,194).

Esta taxa foi inferior à relatada numa coorte publicada em 2021 (36,7%) (114).

O prognóstico da IFM de GBS depende de vários factores. Suspeitámos, tal como observado em alguns estudos (114), que a ocorrência de sépsis complicada por GBS e a mortalidade estavam associadas tanto a factores relacionados com os recém-nascidos como a factores relacionados com estirpes de GBS altamente patogénicas.

9.3.1 Prematuridade

A prematuridade é um fator de mau prognóstico da infeção neonatal.
Boyer (70), Trijbels-Smaulders (68) e Joubrel (55) referiram que a prematuridade é um fator de risco para o desenvolvimento de sépsis grave em recém-nascidos.
De facto, a maior imaturidade do sistema imunitário do bebé prematuro torna a infeção ainda mais grave. Por outro lado, a ocorrência de septicemia precoce por GBS no recém-nascido imaturo foi associada a um risco acrescido de todas as complicações da prematuridade, nomeadamente a displasia broncopulmonar e a hemorragia intraventricular ou a leucomalácia periventricular (23).

9.3.2 Baixo peso à nascença

O baixo peso à nascença é também um dos factores incriminados no desenvolvimento de uma forma complicada de SGB. Esta última foi mais prevalente em bebés cujo peso à nascença era inferior a 2500g.

9.3.3 Associação de sépsis grave ou choque sético

A sépsis grave continua a ser a complicação mais temida da IFM.
Até à data, não existe uma definição consensual para o diagnóstico de sépsis neonatal (106,204). Nas várias definições utilizadas na literatura, os sinais clínicos, embora não específicos, devem ser incluídos no conjunto de evidências, juntamente com os sinais biológicos e bacteriológicos. Além disso, não existe um score de disfunção orgânica para a infeção neonatal precoce, enquanto que na infeção neonatal tardia são aplicáveis scores bem definidos para prever o risco de mortalidade em caso de infeção neonatal tardia (200). A falta de consenso sobre o diagnóstico da sépsis neonatal pode ser explicada pela variabilidade da sensibilidade dos critérios clínicos e biológicos. Alguns estudos concluíram que esta sensibilidade era de 20%

para a hipotermia ou febre, 43% para as anomalias dos leucócitos e neutrófilos e 87% para a dificuldade respiratória (106). De facto, a febre e a instabilidade térmica foram critérios difíceis de interpretar no contexto da sépsis grave, particularmente em recém-nascidos prematuros que são susceptíveis de estar hipotérmicos (106). Os factores de disfunção orgânica podem incluir a necessidade de inotrópicos, intubação em caso de dificuldade respiratória grave, oligúria ou coagulopatia (106).

Os factores de prognóstico da sépsis neonatal referidos na literatura foram a resposta inflamatória, a gravidade e a duração dos sinais clínicos (dificuldade respiratória grave com aumento das necessidades de oxigénio, perturbações hemodinâmicas como taquicardia, hipotensão arterial) e anomalias biológicas, principalmente neutropenia (106).

9.3.4 Associação de Pneumonia

Na literatura, o aparecimento de alveolite infecciosa na MFI de GBS não foi citado como um fator de mau prognóstico. No entanto, foi referido que a pneumonia neonatal por GBS está associada a dificuldades respiratórias que são normalmente graves e requerem ventilação mecânica (200).

9.3.5 Sinais biológicos

Estudos recentes demonstraram que a leucopenia e a trombocitopenia são marcadores da gravidade da IFM (58,95).

Poucos estudos confirmaram a associação com a anemia (114).

9.3.6 Serotipo

De acordo com uma revisão sistemática da literatura publicada em 2020, as estirpes do serótipo III eram as mais comuns, representando cerca de 50% das formas iniciais. Em segundo lugar, o serótipo Ia, detectado nas IFM em 22% dos casos (205).

De acordo com Lin et al (114), as estirpes do serótipo III/ST-17 do GBS foram responsáveis por mais de metade de todos os recém-nascidos com sépsis e meningite por GBS. Além disso, as estirpes do serótipo Ib tinham uma probabilidade significativamente maior de causar uma infeção neonatal precoce complicada.

No estudo realizado no laboratório de microbiologia de Sfax em 2020 sobre infecções neonatais precoces e tardias por GBS (61), a distribuição dos serótipos dos isolados de GBS foi semelhante à descrita a nível mundial. Durante as IFM de GBS, o serótipo III ST-17 do GBS foi identificado em 17,8% das IFM de GBS precoce e em 16,7% dos casos de meningite de GBS precoce (61).

9.4 Sequelas neurosensoriais

O peso da IFM do GBS é responsável por perturbações do desenvolvimento neurológico a médio e longo prazo (atraso psicomotor, cegueira ou surdez, perturbações cognitivas) (206). O risco de sequelas neurosensoriais durante a infeção por SGB tem sido bem estudado na literatura. A maioria dos estudos incluiu tanto entidades precoces como tardias (12,207-210). No entanto, foram publicados poucos dados sobre o resultado neurológico a longo prazo da infeção neonatal precoce por GBS.

De acordo com Schuchat (11), 7% dos recém-nascidos hospitalizados por GBS-MFI tiveram sequelas neurológicas a longo prazo. Em estudos mais recentes, os autores compararam um grupo de bebés com sépsis de SGB com um grupo de bebés sem história de FMD de SGB e concluíram que o risco de deficiência motora era maior (23,5% versus 3,1%) nos casos de sépsis de SGB (209,210). Além disso, Nakwa et al (208), num estudo de caso-controlo, mostraram que os recém-nascidos que sobreviveram à sépsis invasiva por SGB tinham 3,5 vezes mais probabilidades do que os controlos de ter perturbações neurológicas ao 1 ano de idade.

Estas sequelas neurológicas importantes foram particularmente observadas nas formas meníngeas e nas formas complicadas. De acordo com a literatura (199,208,209), 18 a 42% dos bebés com meningite tiveram sequelas neurológicas permanentes. Cerca de dois terços dos bebés com septicemia complicada por SGB desenvolveram pelo menos uma complicação neurológica na fase aguda ou subaguda (114).

De acordo com a literatura, a meningite bacteriana em recém-nascidos, particularmente a GBS, foi uma causa significativa de sequelas neurológicas, estimada entre 18 e 42,8% (199,208,209).

Foram sugeridos vários mecanismos causais, incluindo a produção de citocinas pró-inflamatórias por germes infecciosos, nomeadamente a SGB. O efeito neurotóxico destas citocinas inflamatórias pode aumentar a permeabilidade da barreira hemato-encefálica nos recém-nascidos e contribuir para as lesões cerebrais (208,211). A instabilidade hemodinâmica e a dificuldade respiratória também representam um risco adicional de lesão cerebral. A hipoxémia e as alterações patológicas do fluxo sanguíneo cerebral podem, por si só, representar um risco para o desenvolvimento neurológico, sobretudo em bebés prematuros e hipotróficos. De facto, os bebés prematuros ou de baixo peso à nascença com sépsis precoce apresentam um risco mais elevado de sequelas neurológicas aos 2 anos de idade (208,211). As medidas profilácticas são consideradas tendo em conta a frequência e a gravidade da doença neonatal invasiva precoce por EBG e a dificuldade de diagnóstico. Têm por objetivo eliminar o germe na mãe e reduzir os factores que favorecem esta infeção.

9.5 Diferentes estratégias de prevenção da GBS-MFI

[èmeème] Muitos países industrializados, como os Estados Unidos, o Canadá e a maioria dos países europeus, adoptaram uma estratégia de prevenção do

SGB baseada no rastreio universal por esfregaço vaginal e anal entre as 35 e as 37 SA. Foi introduzido o tratamento preventivo com profilaxia antibiótica em caso de rastreio positivo associado a um dos seguintes factores de risco: rutura da bolsa de água durante mais de 18 horas ou temperatura materna ≥ 38°C (7,46,201,212). Esta estratégia foi responsável pela utilização da PIA em 26,7% de todas as grávidas e pela prevenção de 90% das infecções neonatais (68).

Outros países, incluindo o Reino Unido e os Países Baixos, não fazem o rastreio ativo do SGB, mas oferecem a PIA às mulheres que tiveram rutura prematura e prolongada das membranas, febre durante o parto ou ITU por SGB durante a gravidez (21,213). De acordo com Trijbels-Smeulders (68), com esta segunda estratégia baseada em factores de risco, 18% das mulheres grávidas receberiam PAI e 69% das infecções neonatais por SGB seriam evitadas.

Na Suécia, o grupo de consenso nacional, num estudo realizado entre 2006 e 2011, optou por uma estratégia de prevenção baseada em factores de risco, face a uma elevada prevalência de transporte de GBS e a uma taxa relativamente baixa de GBS-MFI (108). A principal conclusão deste estudo foi uma redução de 50% na GBS-MFI em recém-nascidos com factores de risco de infeção (108).

No entanto, uma meta-análise publicada em 2020, comparando as duas estratégias, concluiu que os protocolos baseados no rastreio de portadores de SGB estavam associados a uma menor incidência de MFI de SGB do que os protocolos baseados em factores de risco (40,74,214). De facto, as zaragatoas vaginais positivas permitem não só tratar as mulheres portadoras, mas também estudar a sensibilidade aos antibióticos nas mulheres alérgicas à penicilina (215). Do mesmo modo, outros estudos recentes (efectuados na Europa, América e China) referiram que a profilaxia antibiótica em mulheres com GBS positivo poderia reduzir a incidência de GBS-MFI em 50-80% (23,40,56,216).

Na Tunísia, as estratégias de prevenção ainda não estão bem definidas e a incidência da doença neonatal por EBG continua a ser elevada.

O rastreio do EBG em mulheres grávidas ainda não é praticado de forma sistemática. Num estudo prospetivo multicêntrico realizado em 2018 em 4 departamentos de neonatologia na Tunísia, a amostragem vaginal não foi realizada em 23,3% dos casos e a profilaxia antibiótica não foi utilizada em 57,2% dos casos (19).

Subsequentemente, a ausência de uma estratégia de rastreio do GBS na nossa região pode explicar em parte a elevada frequência de GBS MFI na nossa série.

Além disso, a prevenção da infeção por GBS durante a gravidez é complexa e influenciada por múltiplos factores. Alguns estudos demonstraram que o parto pré-termo, o trabalho de parto precipitado e as mães com rastreio negativo do GBS foram as principais causas de fracasso das estratégias de prevenção e de uma PIA inadequada (217). Por este motivo, recomenda-se a repetição da PV após 5 semanas se for negativa em mulheres que ainda não deram à luz (217).

9.6 Profilaxia antibiótica intraparto

9.6.1 Benefícios da profilaxia antibiótica intraparto

A utilização de AIP reduziu consideravelmente a transmissão vertical de SGB (9,46) e reduziu a incidência de GBS MFIs de 1 a 2 por 1000 NV para 0,5 por 1000 NV (218).

Numa meta-análise publicada em 2012, os estudos que relataram o uso de IPA encontraram uma menor incidência de GBS MFI (0,23 por 1000 NV) em comparação com estudos em que as mulheres não usaram profilaxia (0,75 por 1000 NV) (25).

No entanto, a maioria dos países de baixo rendimento não dispõe de uma política de prevenção e é difícil aplicar as recomendações, o que explica o aumento da incidência das IFM (7,30).

No estudo multicêntrico realizado na Tunísia, Badri et al (19) demonstraram que a PIA reduziu significativamente a duração do internamento hospitalar dos RN com suspeita de IFM (p=0,041).

9.6.2 Indicações para a profilaxia antibiótica intraparto

De acordo com as recomendações do SFN em 2017 (194) e do CDC em 2010 (46), a profilaxia antibiótica intraparto está indicada nos casos de:

- Febre materna > 38°C durante o parto, isolada ou associada a sinais de corioamniotite, independentemente do estado do esfregaço vaginal.
- Colonização materna conhecida por GBS durante a gravidez atual (uma zaragatoa vaginal positiva ou bacteriúria por GBS).
- Uma história de infeção neonatal por GBS numa gravidez anterior.

- Se o estado do esfregaço vaginal for desconhecido, a AIP é administrada em caso de RPM > 12 horas (para SFN) 18 horas (para CDC) ou em caso de prematuridade espontânea e inexplicada < 37 SA.

Assim, qualquer mulher que se apresente sem uma zaragatoa vaginal é considerada portadora de um SGB e deve receber uma PAI se tiver qualquer outro fator de risco de IFM (RPM, ameaça de parto prematuro, febre ou sinais de corioamniotite). Esta é a situação mais frequente para as mulheres que vêm dar à luz no nosso país (23,3% das mulheres sozinhas têm um PV) e particularmente na nossa região de Sfax.

9.6.3 Moléculas utilizadas na profilaxia antibiótica intraparto

A profilaxia antibiótica reduz a colonização vaginal materna durante o parto. Os antibióticos podem atingir níveis bactericidas no sangue fetal poucos minutos após a administração intraparto, e as concentrações sanguíneas neonatais elevadas persistem durante horas após o nascimento (108).

A penicilina G numa dose inicial de 5 milhões de unidades, depois 3 milhões de unidades de 4 em 4 horas, e a ampicilina numa dose inicial de 2g, depois 1g de 4 em 4 horas, são os compostos escolhidos como tratamento de primeira linha para a PIA (219). [ème]De facto, estes compostos têm um espetro de atividade antimicrobiana mais estreito do que as cefalosporinas de 3.ª geração, o que permite limitar a seleção potencial de germes resistentes. Além disso, têm uma farmacocinética adaptada (220,221).

O CDC recomenda a Cefazolina numa dose inicial de 2g, depois 1g de 8 em 8 horas em casos de alergia à penicilina com um baixo risco de anafilaxia (46). A eritromicina já não é recomendada para a profilaxia da IFM devido às elevadas taxas de resistência. Em caso de alergia à penicilina com risco de vida (antecedentes de anafilaxia, erupção cutânea, angioedema, sintomas respiratórios), a clindamicina numa dose de 900 mg de 8 em 8 horas é a profilaxia antibiótica de eleição após a realização de testes de sensibilidade. Se a clindamicina for de sensibilidade desconhecida ou baixa, a vancomicina é indicada como profilaxia antibiótica (46,219). A dose recomendada é de 20mg/kg de 8 em 8 horas, com uma dose máxima de 2g (219).

Uma boa profilaxia antibiótica consiste em pelo menos uma dose de uma das moléculas acima mencionadas, administrada **por via intravenosa** pelo menos **quatro horas** antes do nascimento. Embora uma duração mais curta entre a profilaxia antibiótica e o parto seja menos eficaz, foi demonstrado que 2 horas de exposição a antibióticos reduzem o risco de sepsia neonatal (222). Além disso, Barbier et al (223), no seu estudo de coorte prospetivo, concluíram que os fetos expostos a menos de 4 horas de profilaxia tinham níveis mais elevados de penicilina G do que os expostos a mais de 4 horas (p = 0,003).

9.6.4 Efeitos adversos da profilaxia antibiótica intraparto

Esta profilaxia antibiótica expõe a mulher e o seu recém-nascido a antibióticos, quando se pensa que apenas 1 a 2% dos recém-nascidos desenvolvem doença invasiva por SGB (46). Este aumento da profilaxia antibiótica perinatal está associado a uma alteração dos agentes patogénicos responsáveis pela sépsis em bebés prematuros e de muito baixo peso à nascença. Simultaneamente, surgiram preocupações quanto a um possível aumento da incidência de infecções neonatais por bacilos gram-negativos (GNB), nomeadamente devido a estirpes resistentes de E. coli (218,224,225). Tanto mais que esta profilaxia antibiótica não reduz a incidência de infecções tardias por SGB (218,226).

Além disso, os investigadores demonstraram que a utilização de antibióticos nos recém-nascidos está associada a um risco acrescido de problemas de saúde mais tarde na infância (alergias alimentares, asma, doença inflamatória intestinal e obesidade infantil) (137).

Pode concluir-se que a profilaxia antibiótica sistemática não parece ser benéfica na redução da infeção ou da mortalidade neonatal, em comparação com uma monitorização atenta e antibióticos selectivos.

9.7 Testes rápidos para a deteção da colonização por GBS

O desenvolvimento de novos testes de diagnóstico rápido do SGB, mais fiáveis e menos dispendiosos, pode alterar a prática do rastreio materno sistemático. Em vez de colher uma amostra no terceiro trimestre, será possível efetuar um teste à entrada da sala de partos, com resultados disponíveis em apenas alguns minutos. Isto permitir-nos-ia oferecer profilaxia antibiótica apenas às parturientes que fossem efetivamente portadoras de SGB durante o parto (121). Este tipo de teste deveria ser facilmente integrado na rotina laboratorial e estar disponível em qualquer altura. No entanto, não são suficientemente sensíveis para detetar uma colonização ligeira.

Não são adequados para substituir o rastreio pré-natal por cultura. Um resultado positivo de um teste rápido efectuado na altura do parto seria considerado como um estado positivo de GBS para a grávida, mas um resultado negativo não tem qualquer significado (40).

Atualmente, estes testes rápidos para a deteção do antigénio GBS em esfregaços vaginais não estão disponíveis na Tunísia.

Mais recentemente, **um teste de deteção por PCR em tempo real** com boa sensibilidade (100%) e especificidade (97%) tornou-se possível no início do trabalho de parto (40). Este teste está a revelar-se muito promissor para a deteção rápida e adequada de GBS em esfregaços vaginais e oferece a vantagem de estabelecer o estado de colonização por GBS na admissão de parturientes que não tenham tido acompanhamento pré-natal.

No entanto, o teste PCR rápido é mais caro do que a cultura de esfregaço. Para além disso, pode demorar até 2 horas a obter um resultado. Isto é importante porque o benefício máximo da PIA só é alcançado quando esta é administrada pelo menos duas (e de preferência quatro) horas antes do nascimento. Uma desvantagem adicional dos testes intraparto baseados em PCR é o facto de não poderem fornecer informações sobre a resistência do GBS aos antibióticos utilizados para a PIA (40). Estão a decorrer ensaios aleatórios de profilaxia com base em cultura pré-natal e testes PCR no início do trabalho de parto.

Mostrámos que as medidas preventivas nem sempre estão disponíveis. Para além disso, a PIA pode ser mais difícil de aplicar devido à apresentação tardia nas unidades de saúde. A vacinação materna é, portanto, uma estratégia alternativa.

9.8 Vacinação contra o Streptococcus do grupo B

Já na década de 1930, Rebbeca Lancefield demonstrou a natureza imunoprotectora dos anticorpos policlonais dirigidos contra a cápsula do SGB. Com base na relação entre os níveis de imunoglobulina materna e o risco de infeção neonatal, continuam a ser desenvolvidas vacinas dirigidas contra a cápsula. No entanto, o baixo nível de proteção cruzada entre os diferentes serótipos realçou a importância da utilização de uma vacina multivalente (205).

Uma vacina conjugada pentavalente (Ia/Ib/II/III/V) cobre quase todos os serotipos neonatais patogénicos no mundo (96%) (9). Mas não pode cobrir o serótipo IV, que surgiu recentemente nos Estados Unidos. É por isso que os estudos mais recentes falam de vacinas hexavalentes (Ia/Ib/II/III/IV/V), que têm o potencial de prevenir até 93% das colonizações maternas em todo o mundo, 99% das infecções neonatais invasivas e 99% dos nados-mortos (205).

As estirpes ST-17 foram responsáveis pela maioria das meningites neonatais. Embora a maioria dos isolados de ST-17 pertencesse ao serótipo III, a invasividade da ST-17 era independente do serótipo capsular (227). A cobertura das estirpes ST-17 é necessária na vacina contra o GBS.

A redução das infecções maternas, da morbilidade e mortalidade perinatais e das sequelas tardias das infecções neonatais por EBG são os principais impactos sanitários e económicos das vacinas. As vacinas maternas contra o EBG poderiam ultrapassar as desvantagens da profilaxia antibiótica, reduzindo a utilização de antibióticos e os efeitos no microbioma global da mãe e do recém-nascido, e reduziriam o desenvolvimento de resistência aos antibióticos (228).

As vacinas contra a SGB são, por conseguinte, a estratégia preventiva mais eficaz e mais duradoura. No entanto, até à data, não existe nenhuma vacina licenciada disponível na prática atual (40,227).

Na Tunísia, o problema é ainda mais acentuado, por um lado, a prática da PV e da PIA ainda são limitadas e, por outro lado, a ausência de laboratório de microbiologia em certas regiões, o que aumenta o risco de GBS MFI. É por esta razão que propusemos um protocolo de prevenção do SGB adaptado às nossas condições locais com o objetivo de reduzir a carga desta grave patologia, bem como um protocolo para a gestão de bebés de termo ≥ 34SA nascidos de mães colonizadas pelo SGB.

Quadro V: Proposta de protocolo de prevenção de IFM do PBF

Rastreio sistemático do transporte materno de GBS :

- Fazer um esfregaço vaginal (PV) e um esfregaço rectal no final da gravidez, entre as **36 e as 38** semanas de gestação.
- Nas mulheres que não são rastreadas no final da gravidez, sugere-se que o teste PV ou o teste rápido de PCR sejam efectuados durante o parto, no momento da admissão.
- \- A PV deve ser repetida após 5 semanas de uma PV negativa para GBS se a mãe ainda não tiver dado à luz.

Especifique no pedido que está à procura de SGB e, se for alérgico à penicilina, peça um teste de suscetibilidade aos antibióticos.

Indicações para profilaxia antibiótica (API) na presença de pelo menos um dos seguintes factores de risco:

- PV positivo para GBS.
- História de infeção neonatal por GBS numa gravidez anterior
- Bacteriúria por GBS durante a gravidez em qualquer período
- Temperatura intraparto ≥ 38°C ou sinais de corioamniotite
- Ameaça de parto prematuro e inexplicável < 37SA
- Rutura de membranas ≥ 12 horas

[eme]**Iniciar a profilaxia antibiótica o mais cedo possível durante o trabalho de parto, uma vez que é mais eficaz após a 2.ª injeção.**

Regimes recomendados de profilaxia antibiótica intraparto

- **Penicilina G** (5 MU e depois 2,5 MU / 4 horas) ou **amoxicilina** (2g e depois 1g/4 horas) até ao parto

Em caso de alergia à penicilina e de acordo com o antibiograma

Se houver um baixo risco de anafilaxia: **Cefazolina** (2g e depois 1g/8 horas) até ao parto.

- Se houver um risco elevado de anafilaxia: **Clindamicina** (900 mg/8 horas) ou **Vancomicina** (1 g/12 horas), até ao parto.

Intravenosa

Pelo menos 4 horas antes do parto

PV: esfregaço vaginal; PCR: reação em cadeia da polimerase; SGB: Streptococcus B; AIP: profilaxia antibiótica intraparto; SA: semanas de amenorreia.

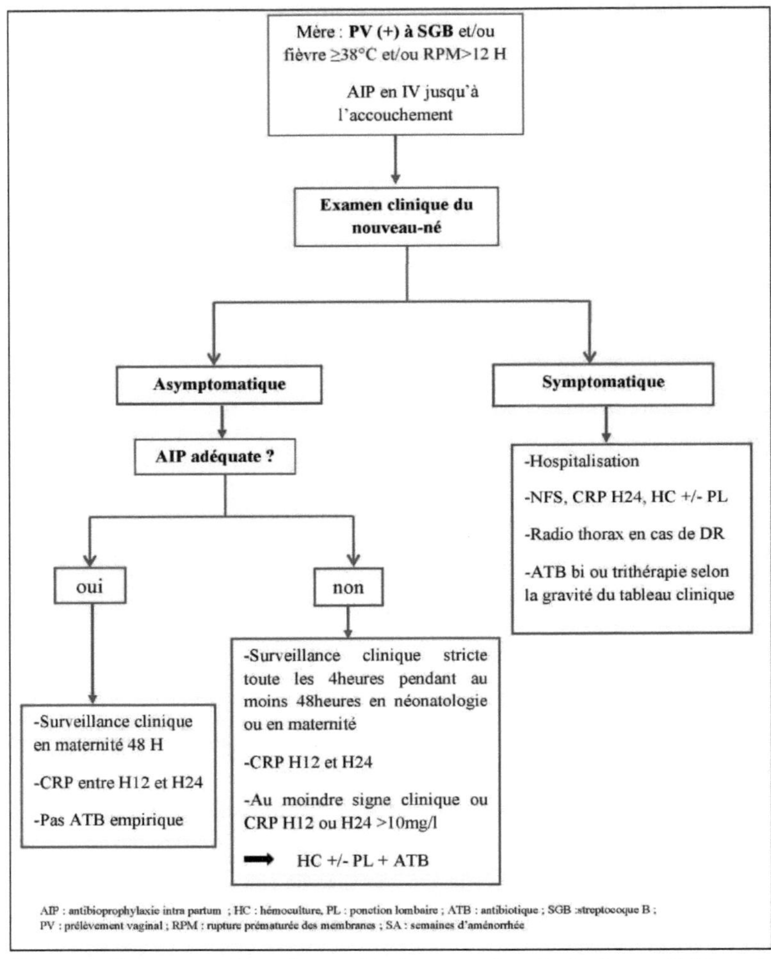

Figura 2: Tratamento do recém-nascido de uma mãe colonizada com SGB e cujo termo é ≥34 SA

Conclusão

A infeção materno-fetal (IFM) pelo Streptococcus do Grupo B (GBS) continua a ser uma preocupação constante para os pediatras e obstetras. Por um lado, continua a ser uma patologia grave que pode pôr em risco a vida dos recém-nascidos. Por outro lado, coloca um problema de diagnóstico e de gestão devido à falta de especificidade dos sinais clínicos e ao atraso no diagnóstico bacteriológico.

O GBS é de particular interesse para o estudo, uma vez que a maioria das infecções neonatais precoces por GBS pode ser evitada através da utilização de medidas preventivas específicas baseadas no rastreio do transporte materno de GBS e na profilaxia antibiótica intraparto (IPP) para as mulheres colonizadas.

No entanto, a sua incidência continua a ser elevada em alguns países, particularmente em África.

Por conseguinte, a prevenção exige uma colaboração permanente entre obstetras, neontólogos, microbiologistas e biólogos.

Por esta razão, propusemos um protocolo de prevenção da SGB adaptado às nossas condições locais, com o objetivo de reduzir o peso desta doença grave.

Este protocolo baseia-se na profilaxia antibiótica para mulheres com antecedentes de febre aftosa por GBS, em caso de bacteriúria por GBS, em caso de parto prematuro, na presença de febre materna e/ou corioamniotite ou rutura prematura das membranas > 12 horas e em mulheres colonizadas por GBS no final da gravidez. Por conseguinte, é necessário efetuar um rastreio sistemático do GBS em todas as mulheres grávidas entre as 34 e as 38 semanas de gestação.

A partir daí, a monitorização clínica é essencial para todos os bebés com elevado risco de infeção. De facto, a monitorização clínica por pessoal neonatal competente durante a permanência na maternidade ou no serviço de neonatologia é imperativa para o reconhecimento precoce dos sinais clínicos de IFM e para a administração atempada do tratamento antibiótico adequado.

Graças a estas medidas preventivas, a incidência da infeção neonatal precoce pelo SGB pode ser reduzida.

A vacinação das mães contra o SGB poderia ser outra estratégia de prevenção mais eficaz para a infeção neonatal precoce e tardia.

Bibliografias

1. Puopolo KM, Benitz WE, Zaoutis TE, COMITÉ DE FETOS E RECÉM-NASCIDOS, COMITÉ DE DOENÇAS INFECCIOSAS, Cummings J, et al. Gestão de recém-nascidos nascidos com ≥35 0/7 semanas de gestação com suspeita ou comprovada sépsis bacteriana de início precoce. Pediatria. 1 de dezembro de 2018;142(6).

2. Russell NJ, Seale AC, O'Driscoll M, O'Sullivan C, Bianchi-Jassir F, Gonzalez-Guarin J, et al. Colonização materna com Streptococcus do Grupo B e distribuição de sorotipos em todo o mundo: revisão sistemática e meta-análises. Clin Infect Dis. 15 Nov 2017;65(Suppl 2):S100-11.

3. Hall J, Adams NH, Bartlett L, Seale AC, Lamagni T, Bianchi-Jassir F, et al. Doença materna com Streptococcus do Grupo B e distribuição de sorotipos em todo o mundo: revisão sistemática e meta-análises. Clin Infect Dis. 6 Nov 2017;65(suppl_2):S112-24.

4. Seale AC, Bianchi-Jassir F, Russell NJ, Kohli-Lynch M, Tann CJ, Hall J, et al. Estimativas do peso da doença estreptocócica do grupo B em todo o mundo para mulheres grávidas, natimortos e crianças. Clin Infect Dis. 6 Nov 2017;65(suppl_2):S200-19.

5. Seale AC, Blencowe H, Bianchi-Jassir F, Embleton N, Bassat Q, Ordi J, et al. Natimorto com doença do Streptococcus do Grupo B em todo o mundo: revisão sistemática e meta-análises. Clin Infect Dis. 6 Nov 2017;65(suppl_2):S125-32.

6. Poyart C, Tazi A, Réglier-Poupet H, Billoët A, Tavares N, Raymond J, et al. Multiplex PCR Assay for Rapid and Accurate Capsular Typing of Group B Streptococci. Journal of Clinical Microbiology. junho de 2007;45(6):1985.

7. Le Doare K, O'Driscoll M, Turner K, Seedat F, Russell NJ, Seale AC, et al. Políticas de quimioprofilaxia antibiótica intraparto para a prevenção da doença estreptocócica do grupo B em todo o mundo: revisão sistemática. Clin Infect Dis. 6 Nov 2017;65(suppl_2):S143-51.

8. Schrag SJ, Verani JR. Profilaxia antibiótica intraparto para a prevenção da doença estreptocócica perinatal do grupo B: experiência nos Estados Unidos e implicações para uma potencial vacina estreptocócica do grupo B. Vaccine. 28 de agosto de 2013;31 Suppl 4:D20-26.

9. Madrid L, Seale AC, Kohli-Lynch M, Edmond KM, Lawn JE, Heath PT, et al. Incidência da doença estreptocócica do grupo B infantil e sorotipos em todo o mundo: revisão sistemática e meta-análises. Clin Infect Dis. 6 Nov 2017;65(suppl_2):S160-72.

10. OMS pede vacina contra bactéria que mata 150.000 bebés por ano

11. Schuchat A. Epidemiology of Group B Streptococcal Disease in the United States: Shifting Paradigms [Epidemiologia da doença estreptocócica do grupo B

nos Estados Unidos: mudança de paradigmas]. Clin Microbiol Rev. julho de 1998;11(3):497-513.

12. Kohli-Lynch M, Russell NJ, Seale AC, Dangor Z, Tann CJ, Baker CJ, et al. Comprometimento do neurodesenvolvimento em crianças após doença estreptocócica do grupo B em todo o mundo: revisão sistemática e meta-análises. Clin Infect Dis. 15 Nov 2017;65(Suppl 2):S190-9.

13. Ben Hamida Nouaili E, Abidi K, Chaouachi S, Marrakchi Z. Epidemiologia das infecções materno-fetais por estreptococos do grupo B. Med Mal Infect. março de 2011;41(3):123-5.

14. Ben Hamida Nouaili E, Harouni M, Chaouachi S, Sfar R, Marrakchi Z. Infecções bacterianas neonatais de início precoce: uma série retrospetiva de 144 casos. Tunis Med. Feb 2008;86(2):136-9.

15. Bahloul M, al. L'infection materno-foetale à Streptocoque du groupe B: à propos de 75 cas [thèse]. [Sfax]: Faculté de médecine Sfax; 2012.

16. Dermer P, Lee C, Eggert J, Few B. A history of neonatal group B streptococcus with its related morbidity and mortality rates in the United States. J Pediatr Nurs. outubro de 2004;19(5):357-63.

17. Gras-Le Guen C, Foix-L'Hélias L, Boileau P. Infeção bacteriana neonatal precoce (EBNI): que algoritmo de gestão em 2017? Archives de Pédiatrie. 1 Dez 2017;24:S14-7.

18. ANES E. Diagnostic et traitement curatif de l'infection bactérienne précoce du nouveau-né: Septembre 2002, Service des recommandations et références professionnelles. EMConsulta.

19. Badri MA, al. Nouveau protocole devant une suspicion d'infection néonatale précoce bactérienne asymptomatique [tese]. [Tunísia]: Faculté de médecine Sfax; 2020.

20. Phares CR, Lynfield R, Farley MM, Mohle-Boetani J, Harrison LH, Petit S, et al. Epidemiologia da doença invasiva causada pelo estreptococo do grupo B nos Estados Unidos, 1999-2005. JAMA. 7 de maio de 2008;299(17):2056-65.

21. Bekker V, Bijlsma MW, van de Beek D, Kuijpers TW, van der Ende A. Incidência de doença estreptocócica invasiva do grupo B e distribuição do genótipo do agente patogénico em recém-nascidos nos Países Baixos ao longo de 25 anos: um estudo de vigilância a nível nacional. Lancet Infect Dis. Nov 2014;14(11):1083-9.

22. Six A, Joubrel C, Tazi A, Poyart C. Infecções materno-fetais por Streptococcus agalactiae. La Presse Médicale. 1 de junho de 2014;43(6, Parte 1):706-14.

23. Stoll BJ, Hansen NI, Sánchez PJ, Faix RG, Poindexter BB, Van Meurs KP, et al. Early Onset Neonatal Sepsis: The Burden of Group B Streptococcal and E.

coli Disease Continues. Pediatrics. maio de 2011;127(5):817-26.

24. Carbonell-Estrany X, Figueras-Aloy J, Salcedo-Abizanda S, de la Rosa-Fraile M, Grupo de Estudo Castrillo. Probable early-onset group B streptococcal neonatal sepsis: a serious clinical condition related to intrauterine infection. Arch Dis Child Fetal Neonatal Ed. março de 2008;93(2):F85-89.

25. Nanduri SA, Petit S, Smelser C, Apostol M, Alden NB, Harrison LH, et al. Epidemiologia da doença estreptocócica invasiva de início precoce e tardio do grupo B nos Estados Unidos, 2006 a 2015: laboratório multiestadual e vigilância de base populacional. JAMA Pediatr. 1 de março de 2019;173(3):224-33.

26. Schrag SJ, Schuchat A. Aliviando o fardo: Characterizing the Disease Burden of Neonatal Group B Streptococcal Disease to Motivate Prevention [Caracterizando a Carga da Doença do Estreptococo do Grupo B Neonatal para Motivar a Prevenção]. Clinical Infectious Diseases. 1 de maio de 2004;38(9):1209-11.

27. Schrag SJ, Farley MM, Petit S, Reingold A, Weston EJ, Pondo T, et al. Epidemiologia da sepse neonatal invasiva de início precoce, 2005 a 2014. Pediatria. dez 2016;138(6):e20162013.

28. Kuhn P, Dheu C, Bolender C, Chognot D, Keller L, Demil H, et al. Incidência e distribuição de agentes patogénicos na sépsis neonatal de início precoce na era dos antibióticos pré-natais. Paediatr Perinat Epidemiol. setembro de 2010;24(5):479-87.

29. Cutland CL, Schrag SJ, Thigpen MC, Velaphi SC, Wadula J, Adrian PV, et al. Aumento do risco de sepsis por Streptococcus do grupo B em bebés jovens expostos ao VIH, Soweto, África do Sul, 2004-2008(1). Emerg Infect Dis. Apr 2015;21(4):638-45.

30. Verani JR, Schrag SJ. Doença estreptocócica do grupo B em bebés: progressos na prevenção e desafios contínuos. Clin Perinatol. junho de 2010;37(2):375-92.

31. Berardi A, Lugli L, Baronciani D, Creti R, Rossi K, Ciccia M, et al. Group B streptococcal infections in a northern region of Italy. Pediatrics. setembro de 2007;120(3):e487- 493.

32. Tiskumara R, Fakharee SH, Liu CQ, Nuntnarumit P, Lui KM, Hammoud M, et al. Infecções neonatais na Ásia. Arch Dis Child Fetal Neonatal Ed. março de 2009;94(2):F144- 148.

33. Gray KJ, Bennett SL, French N, Phiri AJ, Graham SM. Invasive Group B Streptococcal Infection in Infants, Malawi. Emerg Infect Dis. Feb 2007;13(2):223-9.

34. Sinha A, Russell LB, Tomczyk S, Verani JR, Schrag SJ, Berkley JA, et al. Carga de doença do Streptococcus do Grupo B entre bebés na África Subsariana: uma revisão sistemática da literatura e meta-análise. Pediatr Infect Dis J. Sep 1, 2016;35(9):933-42.

35. Jennifer R, verani, Lesley M, Stephanie J. Prevenção da doença perinatal causada pelo estreptococo do grupo B. CDC 2010. 19 Nov 2010;59(RR-10):1-32.

36. Nicolay N, Thiolet J-M, Talon D, Poujol I, Bernet C, Carbonne A, et al. Notificação de infecções nosocomiais com Pseudomonas aeruginosa, França, agosto de 2001 - junho de 2006. :20.

37. Ben Mlik L, al. L'infection materno-foetale à Streptocoque de groupe B: Apropos de 52 observations [Tese]. [Tunísia]: Faculté de médecine Tunis; 2005.

38. Fekih I. Perfil das infecções bacterianas materno-fetais precoces. ThD med [tese]. [Mahdia, Tunísia]: Faculté de médecine sfax; 2013.

39. Berardi A, Lugli L, Baronciani D, Rossi C, Ciccia M, Creti R, et al. Doença de início precoce por Streptococcus do Grupo B em Emilia-romagna: revisão após a introdução de uma abordagem baseada no rastreio. Pediatr Infect Dis J. Feb 2010;29(2):115-21.

40. Steer PJ, Russell AB, Kochhar S, Cox P, Plumb J, Gopal Rao G. Doença estreptocócica do grupo B na mãe e no recém-nascido - uma revisão. Eur J Obstet Gynecol Reprod Biol. setembro de 2020;252:526-33.

41. Baeringsdottir B, Erlendsdottir H, Bjornsdottir ES, Martins ER, Ramirez M, Haraldsson A, et al. Infecções estreptocócicas do grupo B em bebés na Islândia: factores clínicos e microbiológicos. Journal of Medical Microbiology;70(9):001426.

42. Morcel K, Lavoué V, Vandenbrouke L, Damaj L, Lassel L, Issly H, et al. Infeção bacteriana materno-fetal (excluindo listeriose) - consultas de EM.

43. Doran KS, Nizet V. Patogénese molecular da infeção neonatal pelo estreptococo do grupo B: já não está na sua infância. Molecular Microbiology. 2004;54(1):23-31.

44. Heath PT, Jardine LA. Infecções neonatais: estreptococo do grupo B. BMJ Clin Evid. 27 Sep 2010;2010:0323.

45. Parente V, Clark RH, Ku L, Fennell C, Johnson M, Morris E, et al. Factores de risco para a doença estreptocócica do grupo B em recém-nascidos de mães com testes pré-natais negativos. J Perinatol. 2017;37(2):157-61.

46. Verani JR, McGee L, Schrag SJ, Divisão de Doenças Bacterianas, Centro Nacional de Imunização e Doenças Respiratórias, Centros de Controlo e Prevenção de Doenças (CDC). Prevenção da doença estreptocócica do grupo B perinatal - diretrizes revistas do CDC, 2010. MMWR Recomm Rep. 19 Nov 2010;59(RR-10):1-36.

47. Alemayehu A, Alemayehu M, Arba A, Abebe H, Goa A, Paulos K, et al. Preditores de Sépsis Neonatal em Hospitais na Cidade de Wolaita Sodo, Sul da Etiópia: Estudo de Controlo de Casos Não Correspondentes com Base na Instituição, 2019. Int J Pediatr. 2020;2020:3709672.

48. Jauréguy F, Carton M, Teboul J, Butel M-J, Panel P, Ghnassia J-C, et al. Factores de risco e estratégia de rastreio da colonização por estreptococos do grupo B em mulheres grávidas: resultados de um estudo prospetivo. Journal of gynaecology, obstetrics and reproductive biology (Jornal de ginecologia, obstetrícia e biologia reprodutiva). 1 de maio de 2003;32:132-8.

49. Rao GG, Nartey G, McAree T, O'Reilly A, Hiles S, Lee T, et al. Resultado de um programa de rastreio para a prevenção da infeção neonatal invasiva de início precoce pelo Streptococcus do grupo B numa maternidade do Reino Unido: Um estudo observacional. BMJ Open. 1 de abril de 2017;7(4):e014634.

50. Santhanam S, Arun S, Rebekah G, Ponmudi NJ, Chandran J, Jose R, et al. Factores de risco perinatais para sépsis estreptocócica neonatal de início precoce do grupo B após o início da profilaxia antibiótica materna intraparto baseada no risco - um estudo de controlo de caso. J Trop Pediatr. 1 de agosto de 2018;64(4):312-6.

51. Yancey MK, Duff P, Kubilis P, Clark P, Frentzen BH. Risk factors for neonatal sepsis. Obstetrics & Gynecology. Feb 1, 1996;87(2):188-94.

52. Adair CE, Kowalsky L, Quon H, Ma D, Stoffman J, McGeer A, et al. Risk factors for early-onset group B streptococcal disease in neonates: a population-based case-control study. CMAJ. 5 de agosto de 2003;169(3):198-203.

53. Shane AL, Stoll BJ. Neonatal sepsis: progress towards improved outcomes. J Infect. Jan 2014;68 Suppl 1:S24-32.

54. Lyytikainen O, Nuorti JP, Halmesmaki E, Carlson P, Uotila J, Vuento R, et al. Invasive group B streptococcal infections in Finland: a population-based study. Emerg Infect Dis. Apr 2003;9(4):469-73.

55. Joubrel C, Tazi A, Six A, Dmytruk N, Touak G, Bidet P, et al. Infecções invasivas neonatais por estreptococos do grupo B, França 2007-2012. Clin Microbiol Infect. oct 2015;21(10):910-6.

56. Puopolo KM, Draper D, Wi S, Newman TB, Zupancic J, Lieberman E, et al. Estimar a probabilidade de infeção neonatal de início precoce com base em factores de risco maternos. Pediatrics. Nov. 2011;128(5):e1155-1163.

57. Cho C-Y, Tang Y-H, Chen Y-H, Wang S-Y, Yang Y-H, Wang T-H, et al. Infeção por Streptococcus do Grupo B em neonatos e colonização em mulheres grávidas: Uma análise epidemiológica retrospetiva. J Microbiol Immunol Infect. Abr 2019;52(2):265-72.

58. Al-Kadri HM, Bamuhair SS, Johani SMA, Al-Buriki NA, Tamim HM. Factores de risco maternos e neonatais para a doença estreptocócica do grupo B de início precoce: um estudo de controlo de casos. Int J Womens Health. 2013;5:729-35.

59. Chan GJ, Lee ACC, Baqui AH, Tan J, Black RE. Prevalência de infeção neonatal de início precoce entre recém-nascidos de mães com infeção bacteriana ou colonização: uma revisão sistemática e meta-análise. BMC Infect Dis. 7 de março de 2015;15:118.

60. H H. Prevalência, Suscetibilidade Antimicrobiana e Estudo Molecular de Macrólidos no Streptococcus do Grupo B Vaginal: Um Estudo de Cinco Anos entre Mulheres Grávidas que Frequentam Clínicas Pré-Natais num Hospital de Cuidados Terciários na Tunísia. Investigação e Revisões de Doenças Infecciosas. 26 de novembro de 2020;3(2).

61. Kharrat R, al. Group B Streptococcus and perinatality: epidemiological study, serotype distribution and antibiotic susceptibility [thesis]. [Tunísia]: Faculté de médecine Sfax; 2021.

62. Puopolo KM, Madoff LC, Eichenwald EC. Early-onset group B streptococcal disease in the era of maternal screening. Pediatrics. maio de 2005;115(5):1240-6.

63. Polin RA, Comité do Feto e do Recém-Nascido. Gestão de recém-nascidos com sepsia bacteriana suspeita ou comprovada de início precoce. Pediatrics. maio de 2012;129(5):1006-15.

64. Van Dyke MK, Phares CR, Lynfield R, Thomas AR, Arnold KE, Craig AS, et al. Evaluation of Universal Antenatal Screening for Group B Streptococcus (Avaliação do rastreio pré-natal universal do Streptococcus do Grupo B). New England Journal of Medicine. 18 de junho de 2009;360(25):2626-36.

65. Zhu Y, Gao L, Huang Z-L, Wu J-Y, Ni Y, Wang Y-J, et al. Situação atual da infeção por Streptococcus do grupo B em neonatos: um estudo prospetivo multicêntrico. Zhongguo Dang Dai Er Ke Za Zhi. 15 de setembro de 2021;23(9):889-95.

66. Konrad G, Katz A. Epidemiology of early-onset neonatal group B streptococcal infection: implications for screening. Can Fam Physician. junho de 2007;53(6):1055, 2001:e.1-6, 1054.

67. Accoceberry M, Carbonnier M, Boeuf B, Ughetto S, Sapin V, Vendittelli F, et al. Morbilidade neonatal após um parto expetante seguido de um parto sistemático às 34 semanas de amenorreia numa situação de rutura prematura das membranas. Gynecologie Obstetrique & Fertilite - GYNECOL OBSTET FERTIL. 1 de setembro de 2005;33:577-81.

68. Trijbels-Smeulders M, de Jonge GA, Jong PCMP, Gerards LJ, Adriaanse AH, van Lingen RA, et al. Epidemiology of neonatal group B streptococcal disease in the Netherlands before and after introduction of guidelines for prevention. Arch Dis Child Fetal Neonatal Ed. Jul 2007;92(4):F271-6.

69. G/eyesus T, Moges F, Eshetie S, Yeshitela B, Abate E. Agentes etiológicos bacterianos que causam sépsis neonatal e factores de risco associados em Gondar, Noroeste da Etiópia. BMC Pediatr. 6 de junho de 2017;17:137.

70. Boyer KM, Gotoff SP. Prevention of early-onset neonatal group B streptococcal disease with selective intrapartum chemoprophylaxis. N Engl J Med. 26 de junho de 1986;314(26):1665-9.

71. Avila C, Willins JL, Jackson M, Mathai J, Jabsky M, Kong A, et al. Utilidade de duas definições clínicas de corioamnionite na previsão de resultados infecciosos neonatais: uma revisão sistemática. Am J Perinatol. Set 2015;32(11):1001-9.

72. Astruc D, Zores C, Dillenseger L, Scheib C, Kuhn P. [Gestão prática do risco de sépsis neonatal em bebés de termo ou quase termo]. Arch Pediatr. Sep 2014;21(9):1041-8.

73. Lin FY, Brenner RA, Johnson YR, Azimi PH, Philips JB, Regan JA, et al. The effectiveness of risk-based intrapartum chemoprophylaxis for the prevention of early-onset neonatal group B streptococcal disease. Am J Obstet Gynecol. maio de 2001;184(6):1204-10.

74. Schrag SJ, Zell ER, Lynfield R, Roome A, Arnold KE, Craig AS, et al. A population-based comparison of strategies to prevent early-onset group B streptococcal disease in neonates. N Engl J Med. 25 Jul 2002;347(4):233-9.

75. Todorova-Christova M, Vacheva R, Decheva A, Nikolov A, Slancheva B, Stoichkova D, et al. Um estudo sobre infeção neonatal precoce por estreptococos do grupo B, Bulgária, 20072011. Arch Pediatr. Sept 2014;21(9):953-60.

76. Shrestha RK, Rai SK, Khanal LK, Manda PK. Bacteriological study of neonatal sepsis and antibiotic susceptibility pattern of isolates in Kathmandu, Nepal. Nepal Med Coll J. março de 2013;15(1):71-3.

77. Leineweber B, Grote V, Schaad UB, Heininger U. Anticorpos de imunoglobulina G adquiridos por via transplacentária contra sarampo, papeira, rubéola e vírus varicela-zoster em recém-nascidos pré-termo e a termo. Pediatr Infect Dis J. Apr 2004;23(4):361-3.

78. Hoover LE. Doença do Streptococcus do Grupo B: AAP actualiza as diretrizes para a gestão de bebés em risco. Am Fam Physician. 15 2020;101(6):378-80.

79. Pass MA, Khare S, Dillon HC. Gravidez de gémeos: incidência de colonização e doença estreptocócica do grupo B. J Pediatr. outubro de 1980;97(4):635-7.

80. Doran KS, Benoit VM, Gertz RE, Beall B, Nizet V. Late-Onset Group B Streptococcal Infection in Identical Twins: Insight to Disease Pathogenesis. J Perinatol. junho de 2002;22(4):326-30.

81. Sgro M, Kobylianskii A, Yudin MH, Tran D, Diamandakos J, Sgro J, et al. Estudo de base populacional da sépsis neonatal de início precoce no Canadá. Saúde Infantil Pediátrica. maio de 2019;24(2):e66-73.

82. Russell NJ, Seale AC, O'Sullivan C, Le Doare K, Heath PT, Lawn JE, et al. Risco de doença estreptocócica do grupo B neonatal de início precoce com colonização materna em todo o mundo: revisão sistemática e meta-análises. Clin Infect Dis. 6 Nov 2017;65(suppl_2):S152-9.

83. Stoll BJ, Hansen N, Fanaroff AA, Wright LL, Carlo WA, Ehrenkranz RA, et al. Changes in pathogens causing early-onset sepsis in very-low-birth-weight infants. N Engl J Med.
25 de julho de 2002;347(4):240-7.

84. Weston EJ, Pondo T, Lewis MM, Martell-Cleary P, Morin C, Jewell B, et al. O peso da sépsis neonatal invasiva de início precoce nos Estados Unidos, 2005-2008. Pediatr Infect Dis J. Nov 2011;30(11):937-41.

85. Fluegge K, Siedler A, Heinrich B, Schulte-Moenting J, Moennig M-J, Bartels DB, et al. Incidência e apresentação clínica de infecções neonatais invasivas por estreptococos do grupo B na Alemanha. Pediatrics. junho de 2006;117(6):e1139-1145.

86. Ben Zayed C. Infecções materno-fetais precoces: aspectos epidemiológicos, clínicos, bacteriológicos e terapêuticos [Tese]. Faculdade de Medicina de Túnis; 2016.

87. Pandit BR, Vyas A. Sintomas Clínicos, Espectro Patogénico, Factores de Risco e Antibiograma de Casos Suspeitos de Sépsis Neonatal no Hospital de Cuidados Terciários da Parte Sul do Nepal: Um Estudo Descritivo Transversal. JNMA J Nepal Med Assoc. Dez 2020;58(232):976-82.

88. Boyer KM, Gadzala CA, Kelly PD, Burd LI, Gotoff SP. Quimioprofilaxia selectiva intraparto da doença neonatal de início precoce do estreptococo do grupo B. II. Valor preditivo das culturas pré-natais. J Infect Dis. Nov 1983;148(5):802-9.

89. Heath PT, Jardine LA. Infecções neonatais: estreptococo do grupo B. BMJ Clin Evid. 28 de fevereiro de 2014;2014:0323.

90. Benitz WE, Gould JB, Druzin ML. Risk factors for early-onset group B streptococcal sepsis: estimation of odds ratios by critical literature review. Pediatrics. junho de 1999;103(6):e77.

91. Jackson GL, Engle WD, Sendelbach DM, Vedro DA, Josey S, Vinson J, et al. Are complete blood cell counts useful in the evaluation of asymptomatic neonates exposed to suspected chorioamnionitis? Pediatrics. maio de 2004;113(5):1173-80.

92. Wang ME, Patel AB, Hansen NI, Arlington L, Prakash A, Hibberd PL. Factores de risco para uma possível infeção bacteriana grave numa coorte rural de bebés jovens no centro da Índia. BMC Public Health. 19 de outubro de 2016;16(1):1097.

93. Szymusik I, Kosinska-Kaczyinska K, Pietrzak B, Wielgos M. [Precisamos de uma abordagem diferente para o rastreio da SGB?] Ginekol Pol. junho de 2014;85(6):456-60.

94. Zaleznik DF, Rench MA, Hillier S, Krohn MA, Platt R, Lee M-LT, et al. Invasive Disease Due to Group B Streptococcus in Pregnant Women and Neonates from Diverse Population Groups. Clinical Infectious Diseases. fevereiro de 2000;30(2):276-81.

95. Bromberger P, Lawrence JM, Braun D, Saunders B, Contreras R, Petitti DB. The Influence of Intrapartum Antibiotics on the Clinical Spectrum of Early-Onset Group B Streptococcal Infection in Term Infants. Pediatrics. 1 de agosto de 2000;106(2):244-50.

96. Shah BA, Padbury JF. Sepsis neonatal. Virulence. 1 Jan 2014;5(1):170-8.

97. Lannering B, Larsson LE, Rojas J, Stahlman MT. Doença estreptocócica do grupo B de início precoce. Experiência de sete anos e sistema de pontuação clínica. Ata Paediatr Scand. julho de 1983;72(4):597-602.

98. Aujard Y. 4 - Manifestations cliniques des infections néonatales: Manifestações clínicas das infecções neonatais. In: Aujard Y, editor. Infections néonatales. Paris: Elsevier Masson; 2015. p. 27-34.

99. Li X, Ding X, Shi P, Zhu Y, Huang Y, Li Q, et al. Caraterísticas clínicas e perfis de suscetibilidade antimicrobiana da sepse neonatal comprovada por cultura em um hospital infantil terciário, 2013 a 2017. Medicina (Baltimore). março de 2019;98(12):e14686.

100. Jain NK, Jain VM, Maheshwari S. Clinical profile of neonatal sepsis. Kathmandu Univ Med J (KUMJ). junho de 2003;1(2):117-20.

101. Andersen J, Christensen R, Hertel J. Clinical features and epidemiology of septicaemia and meningitis in neonates due to Streptococcus agalactiae in Copenhagen County, Denmark: a 10 year survey from 1992 to 2001. Ata Paediatr. outubro de 2004;93(10):1334-9.

102. de Gier B, van Kassel MN, Sanders EAM, van de Beek D, Hahné SJM, van der Ende A, et al. Carga de doença da infeção neonatal invasiva por Streptococcus do Grupo B nos Países Baixos. PLoS ONE. 2019;14(5):e0216749.

103. Carlough MC, Crowell K, Richard N. Inquéritos clínicos. Como devemos gerir os bebés em risco de doença estreptocócica do grupo B? J Fam Pract. maio de 2003;52(5):406, 408-9.

104. Ji W, Liu H, Madhi SA, Cunnington M, Zhang Z, Dangor Z, et al. Epidemiologia clínica e molecular da doença invasiva por Streptococcus do Grupo B entre bebés, China. Emerg Infect Dis. Nov 2019;25(11):2021-30.

105. Wynn JL, Polin RA. Progresso no manejo da sepse neonatal: a importância de

uma definição de consenso. Pediatr Res. Jan 2018;83(1-1):13-5.

106. Wynn JL, Wong HR, Shanley TP, Bizzarro MJ, Saiman L, Polin RA. Tempo para uma definição de consenso específica para neonatais para sepse. Pediatric Critical Care Medicine. julho de 2014;15(6):523-8.

107. Centro Nacional de Colaboração para a Saúde da Mulher e da Criança (Reino Unido). Antibiotics for Early-Onset Neonatal Infection: Antibióticos para a prevenção e tratamento de infecções neonatais de início precoce. Londres: RCOG Press; 2012. (Instituto Nacional de Saúde e Excelência Clínica: Diretrizes).

108. Håkansson S, Lilja M, Jacobsson B, Kallén K. Redução da incidência de infeção neonatal precoce pelo estreptococo do grupo B após a promulgação de diretrizes para a profilaxia antibiótica intraparto baseada no risco na Suécia: análise de uma coorte nacional de base populacional. Ata Obstetricia et Gynecologica Scandinavica. 2017;96(12):1475-83.

109. Griffin MP, Lake DE, Bissonette EA, Harrell FE, O'Shea TM, Moorman JR. Heart rate characteristics: novel physiomarkers to predict neonatal infection and death. Pediatrics. novembro de 2005; 116(5):1070-4.

110. Singh A, Rasiah SV, Ewer AK. The impact of routine predischarge pulse oximetry screening in a regional neonatal unit. Arch Dis Child Fetal Neonatal Ed. Jul 2014;99(4):F297-302.

111. Aujard Y. 4 - Manifestations cliniques des infections néonatales: Manifestações clínicas das infecções neonatais. In: Aujard Y, editor. Infections néonatales. Paris: Elsevier Masson; 2015. p. 27-34.

112. Stevens DL, Stevens DL, Kaplan EL. Streptococcal Infections: Clinical Aspects, Microbiology, and Molecular Pathogenesis [Infecções estreptocócicas: aspectos clínicos, microbiologia e patogénese molecular]. Oxford University Press; 2000. 474 p.

113. Gaschignard J, Levy C, Romain O, Cohen R, Bingen E, Aujard Y, et al. Meningite bacteriana neonatal: 444 casos em 7 anos. Pediatr Infect Dis J. março de 2011;30(3):212-7.

114. Lin C, Chu S-M, Wang H-C, Yang P-H, Huang H-R, Chiang M-C, et al. Sepsis complicada por Streptococcus agalactiae com/sem meningite em bebés jovens e recém-nascidos: as caraterísticas clínicas e moleculares e os resultados. Microorganismos.
3 de outubro de 2021;9(10):2094.

115. Zurina Z, Hoo NPJ, Amin-Nordin S, Joseph NMS, Nunis MA. Diagnóstico de meningite neonatal: é hora de usar a reação em cadeia da polimerase? Med J Malaysia. Jan 2021;76(1):101-3.

116. Georget-Bouquinet E, Bingen E, Aujard Y, Levy C, Cohen R, Grupo de Médicos

e Microbiologistas do Observatório Nacional das Meningites Bacterianas da Criança. [Group B streptococcal meningitis'clinical, biological and evolutive features in children]. Arch Pediatr. Dez 2008;15 Suppl 3:S126-132.

117. Romain A-S, Cohen R, Plainvert C, Joubrel C, Béchet S, Perret A, et al. Caraterísticas clínicas e laboratoriais da meningite por Streptococcus do Grupo B em bebés e recém-nascidos: estudo de 848 casos em França, 2001-2014. Clin Infect Dis. 5 de março de 2018;66(6):857-64.

118. Schmutz N, Henry E, Jopling J, Christensen RD. Expected ranges for blood neutrophil concentrations of neonates: the Manroe and Mouzinho charts revisited. J Perinatol. abril de 2008;28(4):275-81.

119. Hornik CP, Benjamin DK, Becker KC, Benjamin DK, Li J, Clark RH, et al. Utilização da contagem completa de células sanguíneas na sépsis neonatal de início precoce. Pediatr Infect Dis J. agosto de 2012;31(8):799-802.

120. Andersen J, Christensen R, Hertel J. Clinical features and epidemiology of septicaemia and meningitis in neonates due to Streptococcus agalactiae in Copenhagen county, Denmark: a 10 year survey from 1992 to 2001. Ata Paediatrica. 2004;93(10):1334-9.

121. Jefferies AL. The management of term neonates at risk of early-onset bacterial sepsis. Paediatrics & Child Health. 1 de julho de 2017;22(4):229-35.

122. Panda SK, Nayak MK, Rath S, Das P. A Utilidade do Rácio Neutrófilos-Linfócitos como Marcador de Diagnóstico Precoce na Sépsis Neonatal. Cureus. 24 de janeiro de 2021;13(1):e12891.

123. Thiery-Antier N, Binquet C, Vinault S, Meziani F, Boisramé-Helms J, Quenot J-P, et al. A trombocitopenia é um marcador prognóstico precoce no choque sético? Crit Care Med. Abr 2016;44(4):764-72.

124. Jiang Z, Ye G-Y. Estudo caso-controlo 1:4 sobre o fator de influência da sépsis neonatal de início precoce. Eur Rev Med Pharmacol Sci. Sep 2013;17(18):2460-6.

125. Perrone S, Lotti F, Longini M, Rossetti A, Bindi I, Bazzini F, et al. Proteína C reactiva em recém-nascidos saudáveis de termo durante as primeiras 48 horas de vida. Arch Dis Child Fetal Neonatal Ed. março de 2018;103(2):F163-6.

126. Mishra UK, Jacobs SE, Doyle LW, Garland SM. Newer approaches to the diagnosis of early onset neonatal sepsis. Arch Dis Child Fetal Neonatal Ed. maio de 2006;91(3):F208-12.

127. Oeser C, Pond M, Butcher P, Russell AB, Henneke P, Laing K, et al. PCR for the detection of pathogens in neonatal early onset sepsis. PLOS ONE. 24 Jan 2020;15(1):e0226817.

128. Hofer N, Zacharias E, Müller W, Resch B. An update on the use of C-reactive protein in early-onset neonatal sepsis: current insights and new tasks.

Neonatology. 2012;102(1):25-36.

129. Eschborn S, Weitkamp J-H. Procalcitonina versus proteína C reativa: revisão da cinética e desempenho para o diagnóstico de sepse neonatal. J Perinatol. Jul 2019;39(7):893-903.

130. Ng PC. Diagnostic markers of infection in neonates (Marcadores de diagnóstico de infeção em recém-nascidos). Arch Dis Child Fetal Neonatal Ed. maio de 2004;89(3):F229-235.

131. Nouri-Merchaoui S, Mahdhaoui N, Beizig S, Zakhama R, Fekih M, Methlouthi J, et al. Interesse da proteína C-reativa (PCR) séria na avaliação de recém-nascidos suspeitos de infeção bacteriana materna: estudo prospetivo de 775 casos. Journal de pediatrie et de puericulture. 2009;2(22):80-8.

132. Franz AR, Steinbach G, Kron M, Pohlandt F. Reduction of Unnecessary Antibiotic Therapy in Newborn Infants Using Interleukin-8 and C-Reactive Protein as Markers of Bacterial Infections. Pediatrics. 1 Sep 1999;104(3):447-53.

133. Philip AG. Resposta da proteína C-reactiva na infeção neonatal por estreptococos do Grupo B. Pediatr Infect Dis. abril de 1985;4(2):145-8.

134. Benitz WE. Testes laboratoriais adjuntos no diagnóstico de sepse neonatal precoce. Clin Perinatol. junho de 2010;37(2):421-38.

135. Li X, Li T, Wang J, Feng Y, Ren C, Xu Z, et al. Valor clínico da relação proteína C reativa / plaquetas na sepse neonatal: um estudo transversal. J Inflamm Res. 6 de outubro de 2021;14:5123-9.

136. Wang S-Y, Yu J-L. [Valor diagnóstico da procalcitonina na sepse neonatal de início precoce]. Zhongguo Dang Dai Er Ke Za Zhi. abril de 2020;22(4):316-22.

137. Puopolo KM, Benitz WE, Zaoutis TE, Comité do Feto e do Recém-Nascido, Comité das Doenças Infecciosas. Manejo de recém-nascidos nascidos com ≤34 6/7 semanas de gestação com suspeita ou comprovação de sepse bacteriana de início precoce. Pediatria. dez 2018;142(6):e20182896.

138. Altunhan H, Annagür A, Ors R, Mehmetoglu I. A medição da procalcitonina às 24 horas de idade pode ser útil no diagnóstico imediato da sépsis neonatal de início precoce. Int J Infect Dis. Dec 2011;15(12):e854-858.

139. Chiesa C, Pacifico L, Osborn JF, Bonci E, Hofer N, Resch B. Early-Onset Neonatal Sepsis: Still Room for Improvement in Procalcitonin Diagnostic Accuracy Studies. Medicine (Baltimore). 31 Jul 2015;94(30):e1230.

140. Chiesa C, Natale F, Pascone R, Osborn JF, Pacifico L, Bonci E, et al. C reactive protein and procalcitonin: Reference intervals for preterm and term newborns during the early neonatal period. Clinica Chimica Ata. 12 de maio de 2011;412(11):1053-9.

141. Guibourdenche J, Bedu A, Petzold L, Marchand M, Mariani-Kurdjian P, Hurtaud-Roux M-F, et al. Biochemical markers of neonatal sepsis: value of procalcitonin in the emergency setting. Ann Clin Biochem. março de 2002;39(Pt 2):130-5.

142. Jost C, Mariani-Kurkdjian P, Biran V, Boissinot C, Bonacorsi S. The value of perinatal sampling in the management of newborns with suspected early bacterial infections. Revue Francophone des Laboratoires. 1 de março de 2015;2015(470):43-53.

143. Sharma D, Farahbakhsh N, Shastri S, Sharma P. Biomarcadores para o diagnóstico de sépsis neonatal: uma revisão da literatura. J Matern Fetal Neonatal Med. junho de 2018;31(12):1646-59.

144. Bjornsdottir ES, Martins ER, Erlendsdottir H, Haraldsson G, Melo-Cristino J, Ramirez M, et al. Infecções Neonatais e de Infância Precoce por Streptococcus do Grupo B na Islândia, 19762015. Pediatr Infect Dis J. 2019;38(6):620-4.

145. Guerti K, Devos H, Ieven MM, Mahieu LMY 2011. Tempo para a positividade de hemoculturas neonatais: rápido e furioso? Jornal de Microbiologia Médica;60(4):446-53.

146. Kumar Y, Qunibi M, Neal TJ, Yoxall CW. Time to positivity of neonatal blood cultures (Tempo para positividade de hemoculturas neonatais). Archives of Disease in Childhood - Fetal and Neonatal Edition (Arquivos de Doenças na Infância - Edição Fetal e Neonatal). 1 Nov 2001;85(3):F182-6.

147. Jardine L, Davies MW, Faoagali J. Incubation time required for neonatal blood cultures to become positive. J Paediatr Child Health. dezembro de 2006;42(12):797-802.

148. Giannoni E, Agyeman PKA, Stocker M, Posfay-Barbe KM, Heininger U, Spycher BD, et al. Sepsis neonatal de início precoce e início tardio adquirido no hospital e na comunidade: um estudo de coorte prospetivo de base populacional. J Pediatr. outubro de 2018;201:106- 114.e4.

149. Garcia-Prats JA, Cooper TR, Schneider VF, Stager CE, Hansen TN. Deteção rápida de microrganismos em hemoculturas de recém-nascidos utilizando um sistema automatizado de hemoculturas. Pediatrics. março de 2000;105(3 Pt 1):523-7.

150. Connell TG, Rele M, Cowley D, Buttery JP, Curtis N. How Reliable Is a Negative Blood Culture Result? Volume de sangue enviado para cultura na prática de rotina num hospital pediátrico. Pediatrics. 1 de maio de 2007;119(5):891-6.

151. Aujard Y, Bonacorsi S. 5 - Diagnóstico biológico das infecções neonatais. In: Aujard Y, editor. Infections néonatales. Paris: Elsevier Masson; 2015. p. 35-46.

152. Dagnew AF, Cunnington MC, Dube Q, Edwards MS, French N, Heyderman

RS, et al. Variação na incidência da doença estreptocócica do grupo B neonatal notificada nos países em desenvolvimento. Clin Infect Dis. Jul 2012;55(1):91-102.

153. Sarkar SS, Bhagat I, Bhatt-Mehta V, Sarkar S. O tratamento antibiótico materno intraparto prolonga o tempo de incubação necessário para que as hemoculturas se tornem positivas em bebés com sépsis de início precoce? Am J Perinatol. março de 2015;32(4):357-62.

154. Garges HP, Moody MA, Cotten CM, Smith PB, Tiffany KF, Lenfestey R, et al. Neonatal Meningitis: What Is the Correlation Among Cerebrospinal Fluid Cultures, Blood Cultures, and Cerebrospinal Fluid Parameters? Pediatrics. 1 de abril de 2006;117(4):1094-100.

155. Srinivasan L, Harris MC, Shah SS. Lumbar Puncture in the Neonate: Challenges in Decision Making and Interpretation (Punção lombar no recém-nascido: desafios na tomada de decisões e interpretação). Seminários em Perinatologia. 1 Dez 2012;36(6):445-53.

156. Chemsi M, Elmasbahi F, Skali Lami A, Lehlimi M, Habzi A, Benomar S. Punção lombar na infeção neonatal bacteriana precoce: desempenho e decisão. Journal de Pédiatrie et de Puériculture. 1 de março de 2018;31(1):27-33.

158. Stoll BJ, Hansen N, Fanaroff AA, Wright LL, Carlo WA, Ehrenkranz RA, et al. To Tap or Not to Tap: High Likelihood of Meningitis Without Sepsis Among Very Low Birth Weight Infants. Pediatrics. 1 de maio de 2004;113(5):1181-6.

159. Sturgeon JP, Zanetti B, Lindo D. Níveis de proteína C-reativa (PCR) na meningite neonatal na Inglaterra: uma análise das variações nacionais nos pontos de corte de PCR para punção lombar. BMC Pediatr. 3 de dezembro de 2018;18(1):380.

160. Wang H, Zhu X. A meningite bacteriana positiva na cultura do líquido cefalorraquidiano aumenta o risco de lesões neurológicas nos recém-nascidos. Ann Med;53(1):2199-204.

161. Kanegaye JT, Soliemanzadeh P, Bradley JS. Lumbar Puncture in Pediatric Bacterial Meningitis: Defining the Time Interval for Recovery of Cerebrospinal Fluid Pathogens After Parenteral Antibiotic Pretreatment (Punção Lombar na Meningite Bacteriana Pediátrica: Definição do Intervalo de Tempo para a Recuperação de Patógenos do Fluido Cerebrospinal após Pré-tratamento com Antibióticos Parenterais). Pediatrics. 1 Nov 2001;108(5):1169-74.

162. Gordon SM, Srinivasan L, Harris MC. Meningite neonatal: superando desafios no diagnóstico, prognóstico e tratamento com Omics. Fronteiras em Pediatria. 2017;5:139.

163. Rodriguez AF, Kaplan SL, Mason EO. Valores do líquido cefalorraquidiano no

bebé de muito baixo peso à nascença. J Pediatr. junho de 1990;116(6):971-4.

164. Bonadio WA, Stanco L, Bruce R, Barry D, Smith D. Reference values of normal cerebrospinal fluid composition in infants ages 0 to 8 weeks. Pediatr Infect Dis J. julho de 1992;11(7):589-91.

165. Ansong AK, Smith PB, Benjamin DK, Clark RH, Li JS, Cotten CM, et al. Meningite estreptocócica do grupo B: parâmetros do fluido cerebrospinal na era da profilaxia antibiótica intraparto. Early Hum Dev. Oct 2009;85(10 Suppl):S5-7.

166. Infeção neonatal (início precoce): antibióticos para prevenção e tratamento | Guidance | NICE. NICE.

167. Deshmukh M, Mehta S, Patole S. Calculadora de sepse para sepse neonatal de início precoce - uma revisão sistemática e meta-análise. J Matern Fetal Neonatal Med. junho de 2021;34(11):1832-40.

168. Gerdes JS. Diagnosis and management of bacterial infections in the neonate (Diagnóstico e tratamento de infecções bacterianas no recém-nascido). Pediatr Clin North Am. agosto de 2004;51(4):939-59, viii-ix.

169. Stocker M, Berger C, McDougall J, Giannoni E, Taskforce para a Sociedade Suíça de Neonatologia e o Grupo de Doenças Infecciosas Pediátricas da Suíça. Recomendações para bebés de termo e pré-termo tardio em risco de infeção bacteriana perinatal. Swiss Med Wkly. 2013;143:w13873.

170. Dahesh S, Hensler ME, Van Sorge NM, Gertz RE, Schrag S, Nizet V, et al. Mutação pontual no gene pbp2x do estreptococo do grupo B que confere uma menor suscetibilidade aos antibióticos beta-lactâmicos. Antimicrob Agents Chemother. agosto de 2008;52(8):2915-8.

171. Kekic D, Gajic I, Opavski N, Kojic M, Vukotic G, Smitran A, et al. Tendências nas caraterísticas moleculares e resistência antimicrobiana dos estreptococos do grupo B: um estudo multicêntrico na Sérvia, 2015-2020. Sci Rep. 12 Jan 2021;11:540.

172. Seki T, Kimura K, Reid ME, Miyazaki A, Banno H, Jin W, et al. Elevada taxa de isolamento de estreptococos do grupo B MDR com suscetibilidade reduzida à penicilina no Japão. J Antimicrob Chemother. outubro de 2015;70(10):2725-8.

173. Hayes K, O'Halloran F, Cotter L. Uma revisão da resistência aos antibióticos no Streptococcus do Grupo B: a história até agora. Crit Rev Microbiol. maio de 2020;46(3):253-69.

174. Back EE, O'Grady EJ, Back JD. Altas taxas de resistência perinatal do Streptococcus do Grupo B à clindamicina e à eritromicina num hospital do norte do estado de Nova Iorque. Antimicrob Agents Chemother. fevereiro de 2012;56(2):739-42.

175. Campisi E, Rosini R, Ji W, Guidotti S, Rojas-Lopez M, Geng G, et al. A análise genómica revela aglomerados de resistência a múltiplos fármacos em isolados

hipervirulentos de Streptococcus CC17 do Grupo B que causam doença invasiva neonatal no sul da China continental. Front Microbiol. 15 de agosto de 2016;7:1265.

176. Mazzucchelli I, Garofoli F, Angelini M, Tinelli C, Tzialla C, Decembrino L. Deteção rápida de bactérias em infecções da corrente sanguínea utilizando um método molecular: um estudo piloto com um kit de diagnóstico neonatal. Mol Biol Rep. Jan 2020;47(1):363-8.

177. Pammi M, Flores A, Versalovic J, Leeflang MM. Ensaios moleculares para o diagnóstico de sépsis em recém-nascidos. Cochrane Database Syst Rev. 1 de fevereiro de 2017;2:CD011926.

178. Edmond KM, Kortsalioudaki C, Scott S, Schrag SJ, Zaidi AKM, Cousens S, et al. Group B streptococcal disease in infants aged younger than 3 months: systematic review and meta-analysis. Lancet. 11 de fevereiro de 2012;379(9815):547-56.

179. Huang L, Gao K, Chen G, Zhong H, Li Z, Guan X, et al. Classificação rápida do subtipo de sequência multilocus para Streptococcus do Grupo B com base na espetrometria de massa MALDI-TOF e modelos estatísticos. Front Cell Infect Microbiol. 2020;10:577031.

180. Koenig JM, Keenan WJ. Group B Streptococcus and Early-Onset Sepsis in the Era of Maternal Prophylaxis [Estreptococo do Grupo B e sepse de início precoce na era da profilaxia materna]. Pediatr Clin North Am. junho de 2009;56(3):689-Contents.

181. Tazi A, Disson O, Bellais S, Bouaboud A, Tardieux I, Trieu-Cuot P, et al. Neonatal group B streptococcal meningitis - Identification of an essential virulence fator. Med Sci (Paris). 1 Abr 2011;27(4):362-4.

182. Leonidas JC, Hall RT, Beatty EC, Fellows RA. Radiographic findings in early onset neonatal group b streptococcal septicemia. Pediatrics. junho de 1977;59 Suppl(6 Pt 2):1006-11.

183. Vollman JH, Smith WL, Ballard ET, Light IJ. Doença estreptocócica do grupo B de início precoce: caraterísticas clínicas, roentgenográficas e patológicas. J Pediatr. agosto de 1976;89(2):199-203.

184. Benomar S, Lahbabi MS, Belabbes H, El Mouatassim S, El Mdaghri N, Benbachir M. Neonatal group B streptococcal infection in Casablanca (Morocco). Médecine et Maladies Infectieuses. 1 Dez 1998;28(12):932-6.

185. Yousef N. A ecografia pulmonar do recém-nascido. Arquivos de Pediatria. 1 de março de 2016;23(3):317-21.

186. Ben Hamouda H, Ben Haj khalifa A, Hamza MA, Ayadi A, Soua H, Khedher M, et al. Aspectos clínicos e evolutivos da meningite bacteriana neonatal. Archives de Pédiatrie. Sep 1, 2013;20(9):938-44.

188. Chemsi M, Benomar S. Early neonatal bacterial infections. Journal of Paediatrics and Child Care. 1 Feb 2015;28(1):29-37.

189. Freitas FT de M, Romero GAS. Sepse neonatal de início precoce e a implementação da profilaxia do estreptococo do grupo B em uma maternidade brasileira: um estudo descritivo. Braz J Infect Dis. Feb 2017;21(1):92-7.

190. Puopolo KM, Lynfield R, Cummings JJ, COMITÉ DE FETOS E RECÉM-NASCIDOS, COMITÉ DE DOENÇAS INFECCIOSAS, Hand I, et al. Gestão de bebés em risco de doença estreptocócica do grupo B. Pediatria. 1 de agosto de 2019;144(2):e20191881.

191. Malloy MH. Corioamnionite: epidemiologia do manejo e resultado do recém-nascido Estados Unidos 2008. J Perinatol. agosto de 2014;34(8):611-5.

192. Brady MT, Polin RA. Prevention and management of infants with suspected or proven neonatal sepsis. Pediatrics. Jul 2013;132(1):166-8.

194. SFN. SFN, SFP, HAS 2017 _ Prise en charge du nouveau-né à risque d'infection néonatale bactérienne précoce (INBP) (≥ 34 SA) | Gynerisq.

195. Aujard Y, Bingen E. 8 - Méningites bacterianas neonatais: Meningite bacteriana neonatal. In: Aujard Y, editor. Infections néonatales. Paris: Elsevier Masson; 2015. p. 81-90.

196. Labenne M, Michaut F, Gouyon B, Ferdynus C, Gouyon J-B. A Population-Based Observational Study of Restrictive Guidelines for Antibiotic Therapy in Early-Onset Neonatal Infections (Um estudo observacional de base populacional de diretrizes restritivas para a terapêutica antibiótica em infecções neonatais de início precoce). The Pediatric Infectious Disease Journal. julho de 2007;26(7):593-9.

197. Fjalstad JW, Stensvold HJ, Bergseng H, Simonsen GS, Salvesen B, Ronnestad AE, et al. Early-onset Sepsis and Antibiotic Exposure in Term Infants: A Nationwide Populationbased Study in Norway. Pediatr Infect Dis J. Jan 2016;35(1):1-6.

198. Leslibraires.fr. Cuidados intensivos e reanimação do recém-nascido, POD - Guy Moriette, Michel Dehan, Francis Gold, Claud... - Elsevier Masson

199. Vergadi E, Manoura A, Chatzakis E, Karavitakis E, Maraki S, Galanakis E. Mudanças na incidência e epidemiologia da doença neonatal por Streptococcus do grupo B nas últimas duas décadas em Creta, Grécia. Infect Dis Rep. 5 Dec 2018;10(3):7744.

200. Wynn JL, Polin RA. Uma pontuação de avaliação de falha de órgão sequencial neonatal prevê mortalidade para sepse de início tardio em bebês prematuros de muito baixo peso ao nascer. Pediatr Res. julho de 2020;88(1):85-90.

201. Huang J, Lin X-Z, Lai J-D, Fan Y-F. [Colonização por estreptococos do grupo B em mulheres grávidas e infeção por estreptococos do grupo B nos seus bebés

prematuros]. Zhongguo Dang Dai Er Ke Za Zhi. junho de 2019;21(6):567-72.

202. Grandgirard D, Leib SL. Meningitis in neonates: bench to bedside. Clin Perinatol. setembro de 2010;37(3):655-76.

203. Bienenfeld S, Rodriguez-Riesco LG, Heyborne KD. Evitando a profilaxia antibiótica intraparto inadequada para estreptococos do grupo B. Obstet Gynecol. Sep 2016;128(3):598-603.

204. Wynn JL. Definição de sépsis neonatal. Curr Opin Pediatr. abril de 2016;28(2):135-40.

205. Bianchi-Jassir F, Paul P, To K-N, Carreras-Abad C, Seale AC, Jauneikaite E, et al. Revisão sistemática dos tipos capsulares de Streptococcus do Grupo B, tipos de sequência e proteínas de superfície como potenciais candidatos a vacinas. Vaccine. 7 de outubro de 2020;38(43):6682-94.

206. Mukhopadhyay S, Puopolo KM, Hansen NI, Lorch SA, DeMauro SB, Greenberg RG, et al. Impacto da sepse de início precoce e uso de antibióticos na morte ou sobrevivência com comprometimento do desenvolvimento neurológico aos 2 anos de idade entre bebês extremamente prematuros. The Journal of Pediatrics. 1 de junho de 2020;221:39-46.e5.

207. Horváth-Puhó E, Kassel MN van, Gonçalves BP, Gier B de, Procter SR, Paul P, et al. Mortalidade, perturbações do desenvolvimento neurológico e resultados económicos após doença estreptocócica invasiva do grupo B na primeira infância na Dinamarca e nos Países Baixos: um estudo de coorte nacional. The Lancet Child & Adolescent Health. 1 de junho de 2O21;5(6):398-407.

208. Nakwa FL, Lala SG, Madhi SA, Dangor Z. Comprometimento do neurodesenvolvimento com 1 ano de idade em bebês com sepse e meningite estreptocócica invasiva anterior do grupo B. Pediatr Infect Dis J. Sept 2020;39(9):794-8.

209. John HB, Arumugam A, Priya M, Murugesan N, Rajendraprasad N, Rebekah G, et al. Resultados do neurodesenvolvimento das crianças do Sul da Índia após doença invasiva por Streptococcus do Grupo B: Um estudo de coorte de casos. Doenças Infecciosas Clínicas. 3 Nov 2021;(ciab792).

210. Kadambari S, Trotter CL, Heath PT, Goldacre MJ, Pollard AJ, Goldacre R. Doença estreptocócica do grupo B em Inglaterra (1998 - 2017): Um estudo observacional de base populacional. Clin Infect Dis. 1 de junho de 2021;72(11):e791-8.

211. Ortgies T, Rullmann M, Ziegelhofer D, Blaser A, Thome UH. O papel da sepse de início precoce no neurodesenvolvimento de bebês com muito baixo peso ao nascer. BMC Pediatrics. 25 de junho de 2021;21(1):289.

212. Schrag S, Gorwitz R, Fultz-Butts K, Schuchat A. Prevenção da doença estreptocócica do grupo B perinatal. Diretrizes revistas do CDC. MMWR Recomm Rep. 16 de agosto de 2002;51(RR-11):1-22.

213. Bianchi-Jassir F, Seale AC, Kohli-Lynch M, Lawn JE, Baker CJ, Bartlett L, et al. Nascimento prematuro associado à colonização materna por Streptococcus do Grupo B em todo o mundo: revisão sistemática e meta-análises. Clin Infect Dis. 6 Nov 2017;65(suppl_2):S133-42.

214. Hasperhoven G, Al-Nasiry S, Bekker V, Villamor E, Kramer B. Resposta dos autores a: Rastreio universal versus protocolos baseados no risco para profilaxia antibiótica durante o parto para prevenir a doença estreptocócica do Grupo B de início precoce: uma revisão sistemática e meta-análise. BJOG: An International Journal of Obstetrics & Gynaecology. 2020; 127(8):1039-40.

215. Nandyal RR. Update on group B streptococcal infections: perinatal and neonatal periods. J Perinat Neonatal Nurs. setembro de 2008;22(3):230-7.

216. Li S, Huang J, Chen Z, Guo D, Yao Z, Ye X. Prevenção antibiótica para colonização materna do estreptococo do grupo B em resultados adversos relacionados ao GBS neonatal: uma meta-análise. Front Microbiol. 2017;8:374.

217. Vornhagen J, Adams Waldorf KM, Rajagopal L. Infecções perinatais por estreptococos do grupo B: factores de virulência, imunidade e estratégias de prevenção. Trends Microbiol. Nov 2017;25(11):919-31.

218. Hentgen V, Cohen R. [Uso de antibióticos maternos e infeção por bactérias Gram negativas em recém-nascidos]. Arch Pediatr. Nov 2012;19 Suppl 3:S135-139.

219. ACOG. Prevenção da doença estreptocócica de início precoce do grupo B em recém-nascidos: Resumo da opinião do comité ACOG, número 782. Obstet Gynecol. Jul 2019;134(1):1.

220. Amstey MS, Gibbs RS. Is penicillin G a better choice than ampicillin for prophylaxis of neonatal group B streptococcal infections? Obstet Gynecol. Dez 1994;84(6):1058-9.

221. Edwards RK, Clark P, Sistrom CL, Duff P. Intrapartum antibiotic prophylaxis 1: relative effects of recommended antibiotics on gram-negative pathogens. Obstet Gynecol. setembro de 2002;100(3):534-9.

222. Sociedade Canadiana de Pediatria. Management of term newborns at risk for early-onset bacterial sepsis | Canadian Paediatric Society (Sociedade Canadiana de Pediatria).

223. Barber EL, Zhao G, Buhimschi IA, Illuzzi JL. Duration of intrapartum prophylaxis and concentration of penicillin G in fetal serum at delivery (Duração da profilaxia intraparto e concentração de penicilina G no soro fetal no parto). Obstet Gynecol. agosto de 2008;112(2 Pt 1):265-70.

224. Bizzarro MJ, Dembry L-M, Baltimore RS, Gallagher PG. Changing patterns in neonatal Escherichia coli sepsis and ampicillin resistance in the era of

intrapartum antibiotic prophylaxis. Pediatrics. abril de 2008;121(4):689-96.

225. Seedat F, Brown CS, Stinton C, Patterson J, Geppert J, Freeman K, et al. Carga bacteriana e marcadores moleculares associados ao Streptococcus do Grupo B de início precoce: uma revisão sistemática e meta-análise. Pediatr Infect Dis J. 2018;37(12):e306-14.

226. Heyderman RS, Madhi SA, French N, Cutland C, Ngwira B, Kayambo D, et al. Group B streptococcus vaccination in pregnant women with or without HIV in Africa: a nonrandomised phase 2, open-label, multicentre trial. Lancet Infect Dis. maio de 2016;16(5):546-55.

227. Chen VL, Avci FY, Kasper DL. Uma vacina materna contra o Streptococcus do grupo B: passado, presente e futuro. Vacina. 28 de agosto de 2013;31:D13-9.

228. Lawn JE, Bianchi-Jassir F, Russell NJ, Kohli-Lynch M, Tann CJ, Hall J, et al. Doença estreptocócica do grupo B em todo o mundo para mulheres grávidas, nados-mortos e crianças: porquê, o quê e como realizar estimativas? Clin Infect Dis. 6 Nov 2017;65(suppl_2):S89-99.

Apêndices

Apêndice 1: Protocolo para o tratamento de um recém-nascido assintomático com suspeita de infeção neonatal bacteriana precoce ≥ 34SA (protocolo antigo)

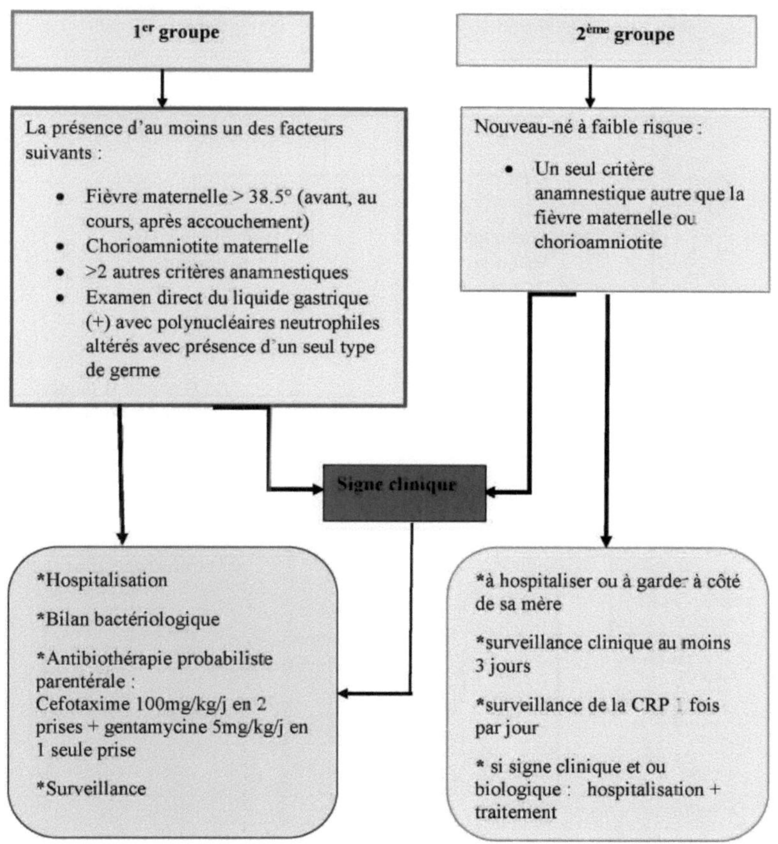

Apêndice 2: Algoritmo para o tratamento de um recém-nascido assintomático com suspeita de infeção neonatal bacteriana precoce ≥ 34 dias de gestação (novo protocolo)

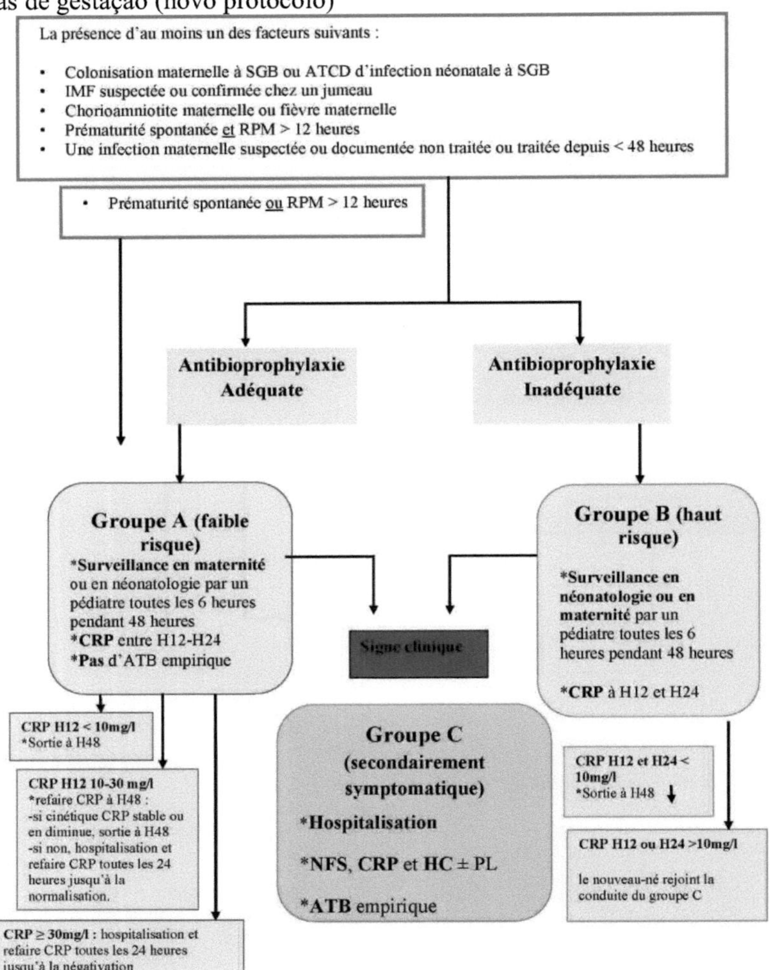

RESUMO

A infeção materno-fetal pelo estreptococo B (ou Streptococcus agalactiae) representa um desafio clínico importante durante a gravidez, tanto para a mãe como para o recém-nascido. Este agente patogénico, muitas vezes presente de forma assintomática no trato genital da mãe, pode ser transmitido ao feto durante o parto, conduzindo a complicações graves como a septicemia neonatal, a meningite e a pneumonia.

Para prevenir estas complicações, as estratégias de rastreio e de tratamento profilático são cruciais. O rastreio de rotina do estreptococo B nas mulheres grávidas, geralmente entre a 35ª e a 37ª semanas de gravidez, permite identificar portadores assintomáticos. Se o teste for positivo, é geralmente administrada profilaxia antibiótica intravenosa durante o parto para reduzir o risco de transmissão ao recém-nascido.

O tratamento adequado desta infeção requer uma abordagem multidisciplinar, envolvendo obstetras, pediatras e especialistas em doenças infecciosas, para garantir cuidados óptimos tanto para a mãe como para o bebé. A educação dos doentes e a sensibilização para os sinais de infeção pós-natal são também essenciais para melhorar os resultados clínicos.

Em conclusão, embora a infeção estreptocócica B possa levar a complicações graves, os protocolos de rastreio e de tratamento profilático reduziram consideravelmente os riscos para os recém-nascidos. A vigilância contínua e a aplicação rigorosa das recomendações médicas continuam a ser essenciais para garantir a saúde e o bem-estar das mães e dos bebés.

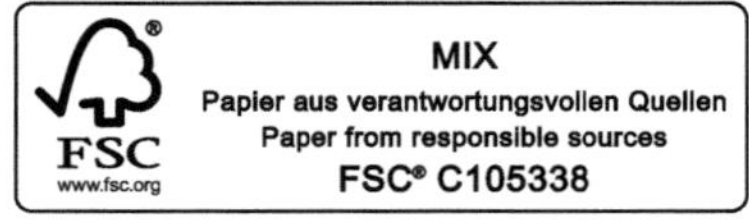

Printed by Books on Demand GmbH, Norderstedt / Germany